rororo

ro
ro
ro

Men'sHealth BEST

FETT WEG – MEHR MUSKELN

ROWOHLT TASCHENBUCH VERLAG

rororo Men'sHealth

Lektorat Bernd Gottwald

HINWEIS Die in diesem Buch enthaltenen Informationen und Übungen sollen ein sinnvolles Körpertraining ergänzen, nicht ersetzen. Jede sportliche Betätigung birgt stets auch potenzielle Gefahren. Die Verleger und Herausgeber dieses Buches raten dem Leser, auf seine Sicherheit zu achten und sich nicht zu überfordern. Vergewissern Sie sich, dass Ihre Trainingsgeräte in ordnungsgemäßem Zustand sind. Überschreiten Sie nicht die Leistungsgrenzen, die aufgrund Ihrer eigenen Erfahrungen und Fähigkeiten sowie Ihres Fitness-Grades bestehen. Die hier vorgestellten Übungs- und Diätprogramme können und sollen andere Übungen oder Ernährungsvorschriften, die Ihnen Ihr Arzt verordnet hat, nicht außer Kraft setzen. Bitte holen Sie die Genehmigung Ihres Arztes ein, bevor Sie mit unseren Übungs- und Diätprogrammen beginnen.

Deutsche Erstausgabe
Veröffentlicht im Rowohlt Taschenbuch Verlag,
Reinbek bei Hamburg, September 2005

Aus dem Englischen: Übersetzungsbüro Bauer GmbH, Bremen
Redaktion Claudia Piras
Die Originalausgabe erschien 2005 unter dem Titel «Men's Health best: Turn fat into muscle» bei Rodale International Ltd., London

Translated from the book originally produced by Rodale International Ltd., 7–10 Chandos Street, London W1G 9AD
Fotos im Innenteil: Beth Bischoff S. 36, 37, 42, 43 (oben links, oben rechts), 56, 57, 58, 59, 61, 63, 69, 72, 74, 75, 76, 77, 78, 79, 80, 81, 82, 83, 84, 85, 86, 89, 90, 91, 92, 94 (unten links, unten rechts); Brand X Pictures S. 6, 9, 16, 35, 47; Corbis S. 38, 52; Image Source S. 55; Mitch Mandel S. 71 (oben links, oben rechts); Michael Mazzeo S. 41, 43 (unten), 44, 45, 50, 51, 60, 62, 64, 65, 66, 67, 68, 70, 71 (unten links, unten rechts), 73, 87, 88, 93, 94 (oben links, oben rechts); Photodisc S. 18, 21, 22, 25
Umschlaggestaltung any.way, Cordula Schmidt nach einem Entwurf von Rodale Inc. (Foto: © Robert Wright)
Druck und Bindung CPI, Bath
Printed in Great Britain
ISBN 3 499 62051 0

INHALT

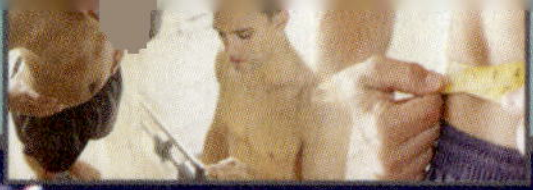

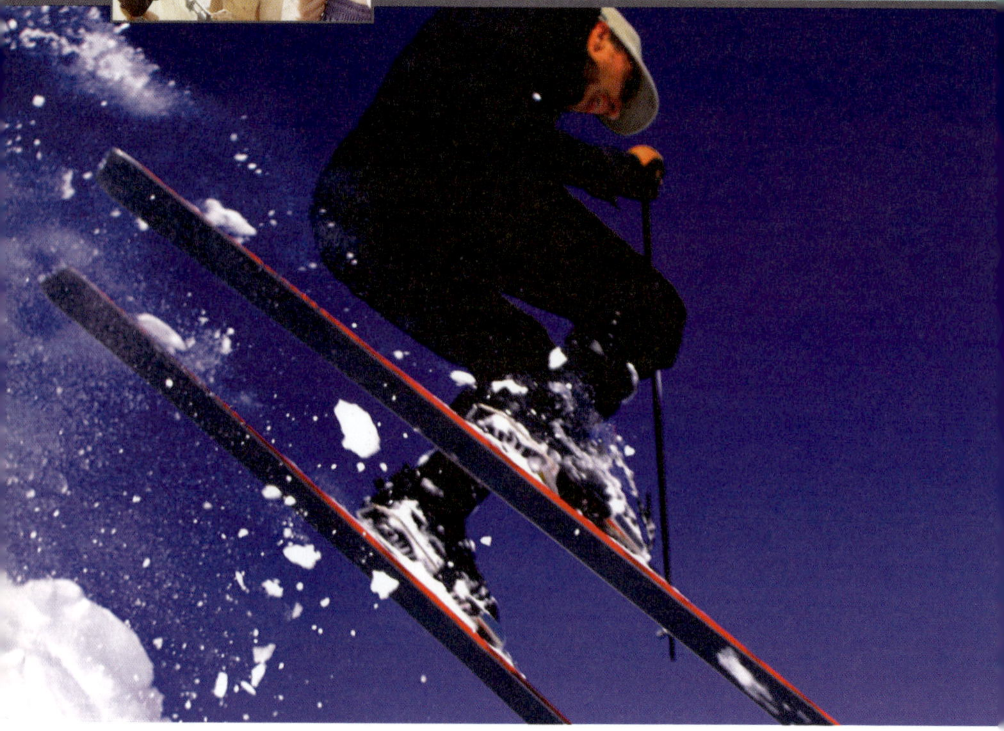

Sein Leben aktiv zu leben ist einfacher – und macht mehr Spaß –, wenn Sie gut in Form sind.

EINLEITUNG

Lassen Sie uns gleich zu Anfang Klartext reden: Sie können nicht auf magische Weise Fett in Muskeln verwandeln. Sie werden nicht als übergewichtiger Durchschnittsmann schlafen gehen und am nächsten Morgen als übernatürlich muskulöses Prachtexemplar aufwachen. Solche Wunder gibt es nicht, und dieses Buch will so etwas auch gar nicht behaupten. Was dieses Buch jedoch sehr wohl leisten kann, ist Ihnen zu erklären, wie Sie die Rettungsringe um Ihren Bauch loswerden, die (auch wenn Ihre Frau oder Freundin Ihnen etwas anderes erzählt) nicht wirklich liebenswert sind, und dieses schwabbelige Doppelkinn (oder – Gott bewahre – Dreifachkinn) gleich mit, das das Zuknöpfen des obersten Hemdknopfes regelmäßig zu einem Akt der Selbststrangulierung werden lässt. Während das Fett langsam dahinschmilzt, werden wir Ihnen auch effektive Übungen und Workouts zeigen, wie Sie die Muskeln, die unter der unansehnlichen Schicht begraben waren, stahlhart machen können.

Zuerst möchten wir Ihnen aber jetzt schon gratulieren: Die Auswahl dieses Buches war der erste Schritt auf Ihrem Weg, den fitten Menschen aus dem Körper zu befreien, den Sie jetzt gerade im Spiegel sehen. Ab dem heu-

tigen Tag müssen Sie sich das Bild des durchtrainierten Typen in Ihr Gehirn brennen. Denken Sie immer dann an ihn, wenn Sie ein wenig Extramotivation brauchen.

Das ist der Typ, der großartig aussieht (sogar nackt). Der Typ, der kein T-Shirt am Strand trägt. Der Typ, der Fußball spielt, anstatt nur die «Sportschau» zu gucken. Der Typ, der Sie bald sein werden, wenn Sie sich an dieses Programm halten.

Wir wollen Ihnen nichts vormachen (dafür ist die Werbung zuständig): Ohne ein bisschen Anstrengung Ihrerseits ist die Verwandlung natürlich nicht möglich. Aber keine Bange – wir haben dafür gesorgt, dass Sie es schaffen können.

Wie Sie dieses Buch benutzen sollten

Wenn unser geballter Enthusiasmus Sie jetzt allmählich einzuschüchtern beginnt, lassen Sie sich dadurch nicht abschrecken. Der Schlüssel auf dem Weg zu Ihrem Ziel besteht darin, konsequent zu sein, nicht darin, Ihren Lebensstil grundlegend zu ändern. Und so funktioniert es: In Teil I lernen Sie, wie Sie sich auf den Weg vom Fett zur Fitness machen, und in den Tipps, die Sie dort erhalten, wird Ihnen sogar empfohlen, nicht zu viele Veränderungen gleichzeitig vorzunehmen. Sie werden außerdem lernen, wie Sie in Ihrem täglichen Leben mit den zahlreichen Saboteuren umgehen können, die Sie von Ihrem Ziel abhalten, Fett ab- und Muskeln aufzubauen; wir meinen solche Saboteure wie den Fernsehapparat, der dafür sorgt, dass Ihr Hinterteil auf der Couch festklebt, oder Freunde, die nach der Arbeit lieber ein paar Bierchen trinken gehen, als zu trainieren. Natürlich geben wir Ihnen auch Ernährungsratschläge, selbst wenn es sich dabei vermutlich nicht um die Art von Ernährungsratschlägen handelt, die Sie erwartet hätten. Wir möchten nämlich, dass Sie häufiger essen, und verlangen von Ihnen, dass Ihre Diät auch eine ordentliche Menge Fett enthält. Das ist aber noch nicht alles – wir bestehen geradezu darauf, dass Sie immer ein Dessert essen. Finden Sie nicht auch, dass diese Richtlinien ziemlich leicht zu befolgen sind?

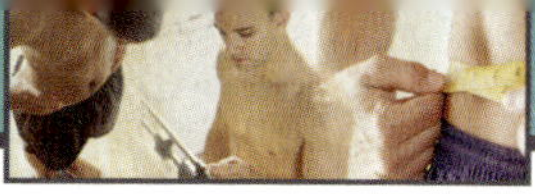

Die Workouts

Das Herzstück der Anleitung, Fett in Muskeln zu verwandeln, ist Teil II mit den Work-outs. Blättern Sie diesen Teil aufmerksam durch, und dann überlegen Sie ganz sachlich, welche Workouts für Ihren jetzigen Fitness-Zustand geeignet sind – nicht für den Zustand, den Sie in vier, sechs oder acht Wochen erreicht haben möchten, oder den Zustand, den Sie gerne heute schon hätten. Lesen Sie diesen Satz bitte noch einmal.

Die meisten Männer, die mit einem neuen Fitness-Programm beginnen, machen viel zu viel und dies viel zu früh, sind dann schnell entmutigt und geben auf. Und was haben sie davon? Schlechte Laune und immer noch eine Wampe. Wenn Ihnen das auch schon einmal passiert ist (und das ist es vermutlich), sollten Sie sich das Kapitel «Wieder in Form kommen» auf Seite 46 ansehen. Es hilft Ihnen nicht nur dabei, sich realistische Ziele zu setzen, sondern Sie finden darin auch Tipps, wie Sie am besten starten, damit Sie diese Ziele auch wirklich erreichen.

Wir wissen so gut wie Sie, dass der erste Schritt des Weges immer der schwierigste ist. Vermutlich ist es die Angst, etwas Neues anzufangen, die die meisten dazu bringt, den Start immer wieder hinauszuschieben. Sie zögern und fragen sich, ob Sie Ihr großes Ziel überhaupt erreichen können. Aber auch für dieses Problem haben wir eine Lösung: «Fett weg – mehr Muskeln» enthält viele verschiedene Workouts. Sie können sich daher das Workout aussuchen, das Ihnen für einen bestimmten Tag am besten passt und das am ehesten Ihren Plänen entspricht. Sie haben nur wenig Zeit zum Trainieren? Wir präsentieren Ihnen auch drei einfache, schnelle Workouts, für die Sie gerade einmal 15 Minuten benötigen. Sind Sie bereit, Ihr Fett zu verbrennen? Dann blättern Sie vor auf Seite 38 – «Das ultimative Workout zur Fettverbrennung» ist ein achtwöchiges Programm, das Ihnen hilft, Ihre unattraktive Wampe ein für allemal loszuwerden. Und das Beste daran ist, dass jedes Workout in diesem Buch eine Doppelwirkung hat: Sie verbrennen Fett und bauen gleichzeitig Muskeln auf.

«Fett weg – mehr Muskeln» endet mit einem Kapitel, in dem alle Übungen der verschiedenen Workouts illustriert und erklärt werden. Wir haben nichts dem Zufall überlassen. Zu jeder Übung gibt es aussagekräftige Farbfotos und detaillierte Anleitungen sowie Hinweise zu den beteiligten Muskelgruppen. Außerdem finden Sie in diesem Abschnitt Trainer-Tipps, um die Übungen je nach Ihrem Fitness-Zustand entweder schwieriger oder leichter zu gestalten und um sicherzustellen, dass Sie die Übungen korrekt durchführen und somit Verletzungen vermeiden.

Und jetzt noch das Allerwichtigste: Sämtliche Übungen, jeder Ratschlag und alle Workouts sind von weltweit führenden Fitness-Experten entwickelt worden. Nicht schlecht für ein 96-seitiges Buch, oder?

TEIL I:

Ihr neuer Körper

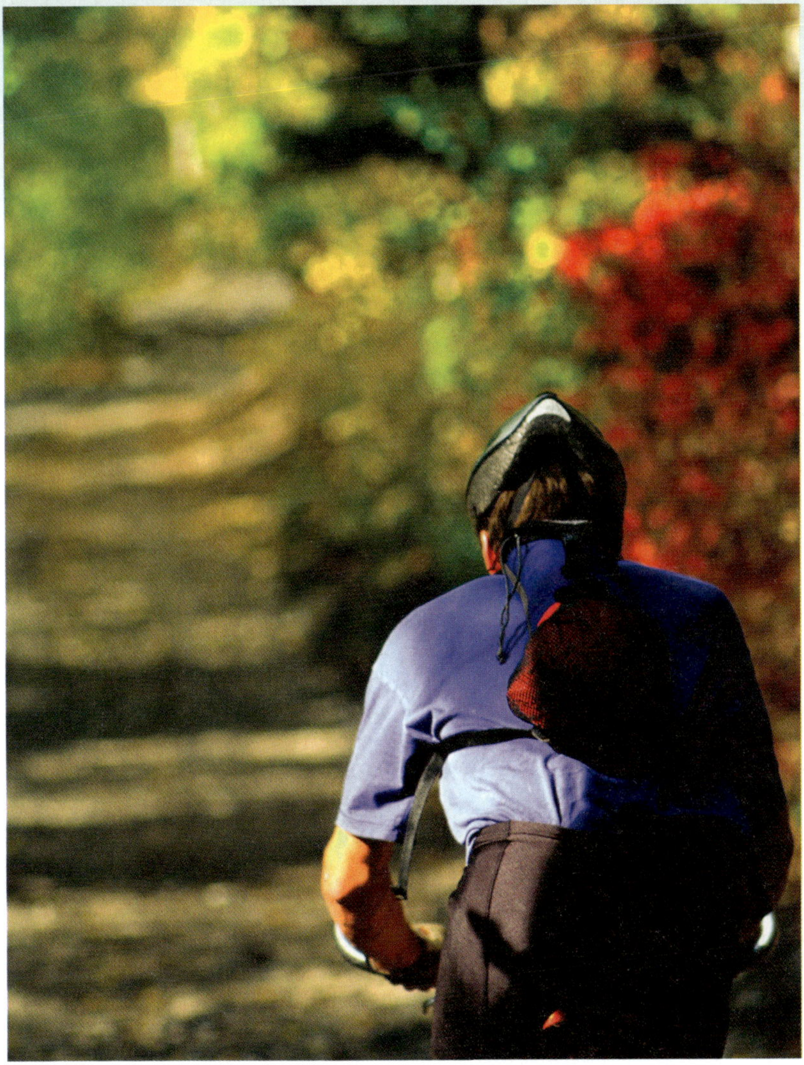

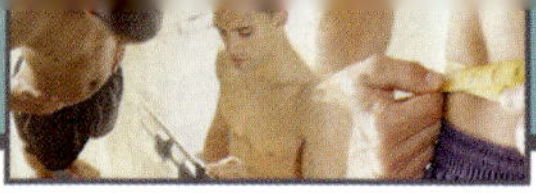

Der richtige Anfang

Der schwierigste Teil unseres Weges ist der Anfang. Der härteste Schritt ist dabei die Entscheidung, sich aufzuraffen und in die Gänge zu kommen, die bequeme Trägheit hinter sich zu lassen und endlich aktiv zu werden. Der Gedanke, was alles dazu gehört, um sich in Form zu bringen, kann durchaus einschüchternd sein. Stecken Sie daher einen überschaubaren Rahmen ab. Setzen Sie sich klare Ziele und konzentrieren Sie sich auf die Schritte, die erforderlich sind, um diese Ziele zu erreichen. Hier sind ein paar Tipps, um Ihnen den Start zu erleichtern.

Bleiben Sie motiviert. Sie brauchen nicht mit großer Intensität zu trainieren, um Ihren Stoffwechsel anzuregen, Kraft zu gewinnen und Energie aufzuladen. Ein moderates Training bringt die gleichen Erfolge, ohne dass Sie sich verausgaben müssen. Trainieren Sie auf mittlerer Intensitätsstufe (so, dass Sie nur etwas schneller atmen als in den Pausen), dann werden Sie auch kontinuierlich Fortschritte machen. Und: Selbst die leichtesten Workouts geben Ihnen jedes Mal einen kleinen Endorphin-Kick.

Eventuell haben Sie schon einmal gehört, dass morgendliches Training besser sei, da der Hormonspiegel zu dieser Tageszeit höher ist. Vergessen Sie das. Die optimale Trainingszeit ist die Zeit, die in Ihrem Terminkalender frei ist.

Tragen Sie die Workouts in Ihren Kalender ein. Tragen Sie in Ihrem Kalender an jedem Tag ein X ein, an dem Sie es geschafft haben, das Workout zu absolvieren. So werden Sie größere Fortschritte machen als diejenigen, die dies nicht tun.

Bleiben Sie bei einem Programm, bis es unwirksam wird. Ein zu häufiges Wechseln von einem Programm zum nächsten kann negative Auswirkungen in Bezug auf Ihre Ziele haben. Widerstehen Sie der Versuchung, sich auf jedes neue Workout zu stürzen, das Sie gerade entdeckt haben. Sie machen es sich leichter (und sehen größere Erfolge), wenn Sie bei einem Programm bleiben und es sechs bis zwölf Wochen lang beibehalten oder so lange, bis Sie keine Fortschritte mehr damit erreichen.

Finden Sie heraus, ob es noch wirksam ist. Wenn Ihre Taille schmaler wird und Sie gleichzeitig an Kraft gewinnen, dann sind Sie auf dem richtigen Weg. Wenn Sie von Workout zu Workout immer schwerere Gewichte heben und Ihre Hosen dennoch nicht lockerer sitzen, ist das Programm unwirksam geworden.

Verfolgen Sie jeweils nur ein Ziel auf einmal. Nehmen Sie sich nicht vor, gleichzeitig kräftig und schlank zu werden. Wenn Sie das versuchen, verlieren Sie den Faden bei Ihren

Workouts und erreichen letztendlich keines Ihrer Ziele. Setzen Sie sich stattdessen zunächst eins der beiden Ziele und versuchen Sie, es in sechs bis zwölf Wochen zu erreichen. Dann peilen Sie das nächste Ziel an.

- Kräftiger werden: Machen Sie pro Satz ein bis fünf Wiederholungen und erhöhen Sie die Gewichte wöchentlich um zehn Prozent, reduzieren Sie das Herz-Kreislauf-Training.
- Schlanker werden: Essen Sie weniger, führen Sie mehr intensive Aerobic-Übungen durch und versuchen Sie, Ihre Körperkraft beizubehalten (es wird schwierig sein, sie unter diesen Bedingungen auszubauen), indem Sie pro Satz 8 bis 15 Wiederholungen mit leichten Gewichten machen.

Verbringen Sie höchstens eine Stunde im Sportstudio. Die Abbruchrate ist bei Workouts, die länger als 60 Minuten dauern, sehr hoch. Außerdem besteht dabei die Gefahr, dass Sie sich eher schwächen, als neue Muskeln heranzuzüchten: Etwa nach einer Stunde drosselt Ihr Körper die Produktion muskelaufbauender Hormone.

Vereinfachen Sie Ihren Trainingsplan. Sie sollten nicht mehr als vier Tage in der Woche Gewichte heben. Je öfter Sie trainieren, desto höher ist das Risiko. Versuchen Sie, Ihre Übungen in zwei ausgewogene Workouts aufzuteilen, beispielsweise eins für den Oberkörper und das andere für den Unterkörper, und führen Sie diese Workouts jeweils abwechselnd an verschiedenen Tagen durch. Auf diese Weise trainieren Sie jeden Muskel alle acht Tage zweimal und haben reichlich Zeit, sich von jedem Workout zu erholen.

Nehmen Sie ausreichend Flüssigkeit zu sich. Beginnen Sie den Tag mit einer Literflasche Wasser und trinken Sie sie bis zum Ende des Tages aus. Wenn Sie zusätzlich noch andere Getränke wie Milch und Saft trinken, erhält Ihr Körper ausreichend Flüssigkeit.

ZWEI LEICHT ZU MERKENDE ERNÄHRUNGSREGELN

- Nehmen Sie ab einer Stunde vor dem Training keine große Mahlzeit mehr zu sich. Wenn Sie das Gefühl haben, doch noch etwas in den Magen bekommen zu müssen, mixen Sie sich fünf Minuten vorher einen Kohlenhydrat-Protein-Shake und schlürfen Sie ihn zwischen den Übungen.
- Nehmen Sie möglichst bald nach dem Training Kohlenhydrate und Proteine zu sich. Die Kohlenhydrate helfen Ihnen, die Energiereserven aufzuladen, die Sie für Ihr nächstes Workout benötigen; durch die Proteine regenerieren sich Ihre Muskeln.

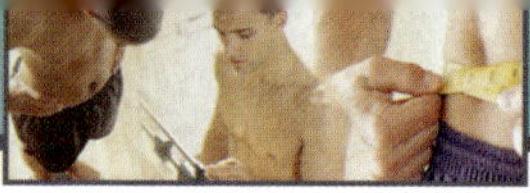

Lernen Sie Ihre Muskeln kennen

Ein guter Mechaniker kennt jeden Winkel des Automotors, schon bevor er anfängt, daran herumzubasteln. Bevor Sie beginnen, Ihren Körper einer Generalüberholung zu unterziehen, sollten Sie sich ein Grundwissen über die wichtigsten Muskeln aneignen, die Ihren Körper «antreiben». Für jede dieser Muskelgruppen ist mindestens eines der Workouts bestimmt, die auf Seite 35 beginnen.

Brust

Der Pectoralis major verläuft über der Vorderseite Ihres oberen Brustbereichs. Die Brustmuskulatur ist eine primäre Muskelgruppe, die andere, sekundäre Muskelgruppen – hauptsächlich Schultermuskulatur und Trizeps – zur Unterstützung bei den Übungen benötigt. Wenn Sie Schultern und Trizeps zuerst trainieren, werden sie Sie im Stich lassen, bevor Sie Ihre Brust so bearbeiten können, dass sie sich vergrößert. Die beste Trainingsabfolge ist: zuerst Brust, dann Schultern und zuletzt Trizeps.

Rücken

Der Trapezmuskel, der die Form eines überdimensionalen Diamanten hat und von Ihrem mittleren Rückenbereich zu den Schultern und von dort bis hoch zu Ihrem Nacken verläuft, wird durch den Schnappgriff-Shrug (S. 69) und das Rudern (S. 63) trainiert. Der Latissimus dorsi verläuft von Ihren Achselhöhlen bis zu Ihrem mittleren Rückenbereich und sorgt für die klassische V-Form. Diese großen Muskeln werden von anderen Schulter- und Armmuskeln assistiert, insbesondere vom Bizeps. Die beste Trainingsabfolge ist: zuerst oberer Rückenbereich, dann Schultern und zuletzt Bizeps – bei dieser Reihenfolge ermüden Schultern und Arme nicht, bevor Sie die Muskeln Ihres oberen Rückenbereichs trainiert haben.

Arme

Der Bizeps beugt den Arm, der Trizeps streckt ihn – in den Übungen, die auf diese Muskeln abzielen, werden im Wesentlichen diese beiden Bewegungen wiederholt. Die Armmuskeln verrichten ihren Job, aber sie gewöhnen sich unvermeidlich daran und hören dann auf zu wachsen. Sie müssen sie darum schon etwas verwirren. Variieren Sie Ihre Arm-Workouts, wenn diese nicht mehr richtig wirken (vgl. S. 10). Trainieren Sie gezielt verschiedene Muskelgruppen und bleiben Sie dabei.

Bauchmuskeln

Zu den Bauchmuskeln zählen der Rectus abdominis – auch Six-Pack-Muskel genannt – sowie der Obliquus internus und der Obliquus externus, die sich an der Seite Ihrer Taille befinden und an praktisch allen Bewegungen des Oberkörpers beteiligt sind. Versteckt unter diesen Muskeln liegt der Transversus abdominis, der sich um Ihren Rumpf spannt und mit den anderen Bauchmuskeln, dem Becken und den Rippen verbunden ist. Er verrichtet Schwerstarbeit, indem er Ihren Oberkörper stützt, das Becken stabilisiert, die inneren Organe an Ort und Stelle hält und verhindert, dass Ihr Bauch über den Gürtel quillt.

Beine

Die Abduktoren – die Muskeln, die sich an der Außenseite der Oberschenkel befinden – bewegen das Bein vom Körper weg.

Die Adduktoren – die Muskeln, die sich an der Innenseite der Oberschenkel befinden – bewegen das Bein zum Körper hin.

Die hintere Oberschenkelmuskulatur, auch «Hamstrings» genannt, befindet sich dort, wo es der Name sagt; sie muss bei fast allen sportlichen Aktivitäten locker sein.

Der Quadrizeps bildet die Vorderseite der Oberschenkel.

Die Waden liegen auf der Rückseite der Unterschenkel.

SPÜREN SIE ES?

Übung	Wo Sie etwas spüren sollten …	Wo Sie nichts spüren sollten …
Crunch (S. 78–80)	Bauchmuskeln	Unterer Rückenbereich, Nacken
Bankdrücken (S. 70–71)	Brust, Trizeps	Schultergelenke
Bizeps-Curl (S. 65)	Oberarme	Ellenbogen, Handgelenke
Latzug (S. 76–77)	Oberarme	Schultergelenke, Arme
Liegender Bein-Curl (S. 84–85)	Hintere Oberschenkelmuskulatur	Unterer Rückenbereich, Gesäßmuskeln
Rudern (S. 58–61)	Oberer Rückenbereich	Unterer Rückenbereich, Arme
Squat (S. 66–67)	Oberschenkel, Gesäßmuskeln	Knie, unterer Rückenbereich

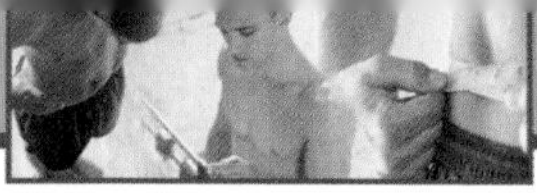

Ihre Fitness-Strategie

Sie haben eine Mission: Ihre Speckröllchen in der Vergangenheit zurückzulassen und Ihre schlaffen Muskeln in Stahl zu verwandeln. Vielleicht haben Sie es sogar schon einmal versucht – aber was ist schief gelaufen? Wenn Ihr Boss sagt: «Wir wollen hier keine Schuldzuweisungen vornehmen», sollten Sie sich unauffällig ducken. Wenn wir sagen, dass Sie nicht allein schuld sind an Ihrer Wampe, so sind Sie auch noch nicht ganz aus dem Schneider. Niemand ist ein unschuldiges Opfer seiner Fastfood-Ernährung. Es gibt aber einige heimtückische Faktoren – wie Ihre Freunde, Ihre Familie und Ihre Denkweisen –, die auch den besten Diätplan sabotieren können. Ihre Strategie: Erkennen Sie die Saboteure und stellen Sie sich auf sie ein.

Der Saboteur: Ihre Frau

Wir wollen IHR hier nicht die Schuld an Ihrem Bauch geben. Das wäre a) falsch und b) eine unangemessene Entlastung für Sie als Bauchträger. Forscher haben jedoch festgestellt, dass Männer und Frauen in den ersten beiden Jahren ihrer Ehe im Durchschnitt sechs bis acht Pfund zunehmen. Wenn Sie erst einmal verheiratet sind und es nicht mehr nötig zu haben meinen, Ihre Partnerin zu beeindrucken, werden Sie vermutlich seltener ins Sportstudio, dafür aber häufiger in Restaurants oder auf Partys gehen und sich neue Rituale angewöhnen, beispielsweise mit Ihrer Frau auf dem Sofa sitzen und Chips vertilgen.

Abhilfe: Versuchen Sie, das Bedürfnis, Eindruck zu schinden, wieder in sich wachzurufen. Stellen Sie sich vor, was wohl die hübsche Rezeptionistin im Sportstudio von Ihrem Bauch hält – oder was sie denken würde, wenn Sie einen Waschbrettbauch hätten (fangen Sie aber nicht gleich an, mit ihr zu flirten). Anstatt sich mit Ihrer Frau über die Schüssel Popcorn herzumachen, sollten Sie sich fragen: Warum esse ich jetzt überhaupt? Ist es Langeweile? Oder einfach Gewohnheit? Bitten Sie Ihre Frau am besten jetzt sofort, nicht mehr solche Unmengen Knabberzeug einzukaufen. Entwickeln Sie gesunde Rituale: Statt nach dem Abendessen vor der Glotze zu sitzen, sollten Sie regelmäßig spazieren gehen oder ein wenig Basketball auf der Auffahrt spielen. Durch jede leichte körperliche Betätigung wird der Appetit gezügelt. Erfrischen Sie sich mit einem Sorbet (rund 75 Kalorien pro 60-Gramm-Kugel) statt mit Eiscreme (115 Kalorien pro 60-Gramm-Kugel).

Der Saboteur: Ihr Baby

Werdende Väter nehmen vom Ende der Schwangerschaft ihrer Partnerin bis zum ersten Geburtstag des Babys fast zwei Kilogramm zu. Dieses Phänomen ist bei jungen und gestressten Vätern besonders ausgeprägt. Mit jedem weiteren Kind wiederholt sich dieser Kreislauf.

Abhilfe: Seien Sie ein heroischer Ernährer, aber kein Mit-Esser aus falsch verstandener Solidarität. Bereiten Sie sich so vor, als wäre die Vaterschaft ein Sport, denn das ist sie ja in der Tat. Lesen Sie außerdem die Schwangerschaftsbücher Ihrer Frau, sie enthalten zahlreiche hervorragende Ernährungsratschläge. Was die Snack- und Eiscreme-Attacken der werdenden Mutter angeht, so sollten Sie eine ein-

FÜTTERN SIE IHRE MUSKELN

Würde Ihr Kumpel Ihnen sagen, dass ein Glas Weizengrassaft Ihren Stoffwechsel anregt und Ihre Leistungsfähigkeit im Schlafzimmer steigert, würden Sie das wahrscheinlich glauben und ein solches Gebräu anstandslos herunterkippen. Bevor Sie das nächste Glas davon trinken, schauen Sie sich bitte die folgende Zusammenstellung gängiger Muskelaufbaugetränke an – und was sie in Ihrem Körper bewirken bzw. nicht bewirken:

Getränke	**Vorteile**	**Nachteile**
Verquirlte rohe Eier	Eier zählen zu den wirksamsten natürlichen Muskelaufbauproteinen.	Ein solcher Cocktail birgt die Gefahr einer üblen Salmonellenvergiftung.
Karottensaft	Der menschliche Körper wandelt Beta-Karotin in Vitamin A um, welches das Immunsystem stärkt. Karotten enthalten außerdem Vitamin B, Vitamin C, Kalzium und Kalium.	Wenn Sie zu viel Karottensaft trinken (mehr als drei Gläser pro Tag), kann Ihre Haut eine orange Farbe annehmen.
Tee	Tee ist ideal, um einen Flüssigkeitsverlust auszugleichen. Außerdem enthält er Antioxidantien, die vor Herzerkrankungen schützen können.	Das im Tee enthaltene Tannin kann die Aufnahme bestimmter Mineralien aus der Nahrung behindern (z.B. Eisen aus Fleisch). Trinken Sie Ihren Tee deshalb nicht zum Essen, sondern lieber danach.
Weizengrassaft	Soll Nährstoffe aus der Erde aufnehmen und zahlreiche Mineralien, Vitamine und Aminosäuren enthalten.	Ihr Körper benötigt kein Chlorophyll. Außerdem schmeckt das Zeug wie frisch gemähter Rasen.

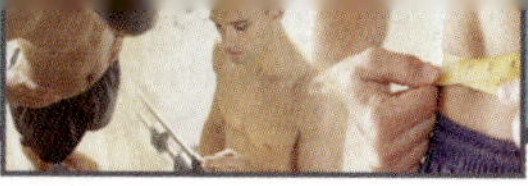

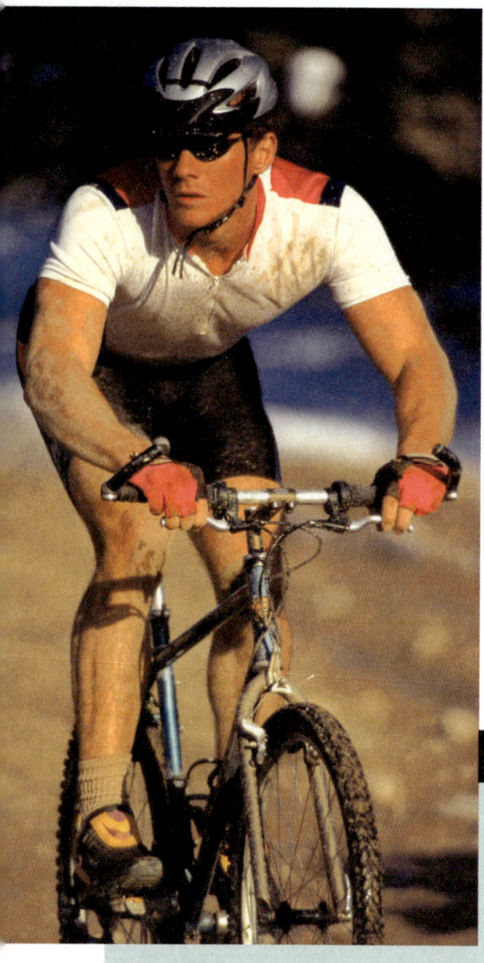

fache Regel aufstellen: «Sie soll sie haben, aber ich nicht.» Machen Sie auch mit Ihrem Trainingsprogramm weiter – wieder in Form zu kommen ist wesentlich härter, wenn Ihr Baby erst einmal da ist.

Der Saboteur: Ihre Kinder

Wenn Kinder im Haushalt leben, ist die Wahrscheinlichkeit um ein Vielfaches höher, dass sich Süßigkeiten in den Küchenschränken finden, von denen ein Teil in den Mägen der Eltern landet. Das Gleiche gilt für herumliegende Fastfood-Reste, auf die Ihre wählerischen Sprösslinge keinen Bock mehr hatten.

Abhilfe: Wenn Sie sich dabei erwischen, wie Sie auf der Suche nach dem ungesunden Zeug Ihrer Kinder durch das Haus schleichen, sollten Sie an

NEHMEN SIE 10 PFUND AB

Ein Pfund pro Woche abzunehmen ist sicher, vernünftig, effektiv ... und furchtbar langsam. Zum Glück gibt es Möglichkeiten, diesen Prozess zu beschleunigen.

Um 10 Pfund abzunehmen in ...	können Sie Folgendes machen ...
6 Monaten	zweimal pro Woche 1 Stunde Schwimmtraining
5 Monaten	zweimal pro Woche 1 Stunde Box-Workout
4 Monaten	dreimal pro Woche 1 Stunde Fahrrad fahren
3 Monaten	viermal pro Woche 1 Stunde Squash spielen
2 Monaten	fünfmal pro Woche 1 Stunde joggen
6 Wochen	fünfmal pro Woche 1 Stunde Treppen steigen
1 Monat	zehn Stunden pro Tag harten Sex
1 Woche	spazieren gehen – 24 Stunden pro Tag

Folgendes denken: Der Snack, den ein Kind beim Herumtoben innerhalb einer Stunde verbrennt, bleibt an Ihnen in Form eines Fettdepots hängen. Lesen Sie die Nährwertangaben auf der Verpackung, bevor Sie den Schokoriegel auspacken. Machen Sie sich auch bewusst, wie wichtig es ist, den Kindern in Bezug auf die Ernährung ein gutes Beispiel zu geben.

Versuchen Sie, Fastfood, Süßigkeiten und Knabberzeug zu einer Ausnahme zu machen, die es nur einmal pro Woche gibt. Machen Sie den Freitag zu diesem «Festtag». Und anstatt Ihrem Sohn bei seinen sportlichen Aktivitäten nur vom Rand des Platzes aus zuzuschauen, sollten Sie sich daran beteiligen, sei es als Trainer, Linienrichter oder Schiri. Machen Sie aus Sport und Fitness eine Familienangelegenheit.

Der Saboteur: Ihr Fernsehgerät

Wenn Sie nicht ausreichend und tief genug schlafen, wird die Produktion der Wachstumshormone beeinträchtigt, was zu vorzeitigen Alterungserscheinungen wie Bauchfett, Abnahme von Muskelmasse und Körperkraft sowie zu eingeschränkter sportlicher Leistungsfähigkeit führen kann.

Abhilfe: Versuchen Sie, vor dem Schlafengehen mental abzuschalten. Sie sollten auch versuchen, Ihre Workouts morgens oder nachmittags zu machen; abendliches Training stimuliert Sie eventuell so stark, dass Sie nicht einschlafen können. Entwickeln Sie ein Ritual, mit dem Sie Ihrem Körper signalisieren, dass der Tag 30 Minuten vor dem Zubettgehen beendet ist, indem Sie den Computer abschalten, lesen, Stretching-Übungen machen oder den Fernseher leiser stellen.

Der Saboteur: Ihr Stress

Bei Stress erhöht sich der Spiegel des Hormons Cortisol, das Ihrem Körper befiehlt, Fett zu speichern. Viele Menschen bekämpfen Stress und Angstgefühle leider mit fettem Essen und/ oder Süßigkeiten. Durch eine solche Ernährung steigt jedoch der Insulinspiegel, der in Kombination mit dem Cortisol zur Anlegung größerer Fettdepots führt – mehr Stress, dickerer Bauch.

Abhilfe: Finden Sie zuerst heraus, unter welcher Art von Stress Sie stehen. Ist der Stress vorübergehend, beispielsweise wegen einer bevorstehenden Prüfung, oder eher dauerhaft, wie zum Beispiel wegen permanenter Überforderung in Ihrem Job? Kurzfristiger Stress vergeht früher oder später. Der langfristige Stress erfordert dagegen eine ernsthafte Lösung, die darin bestehen kann, dass Sie sich einen neuen Job suchen. Abgesehen von solchen eher drastischen Maßnahmen, können Sie sich aber auch einfach gesünder ernähren, indem Sie Snacks zu sich nehmen, die den Insulinspiegel nicht in die Höhe schnellen lassen: ballaststoffreiche Energieriegel oder kleine Portionen Mandeln oder Cashewnüsse. Auch 15 Minuten explosives Training – beispielsweise Sandsackboxen oder Seilspringen – können Stress und Angstgefühle lindern.

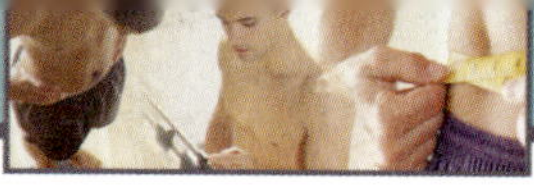

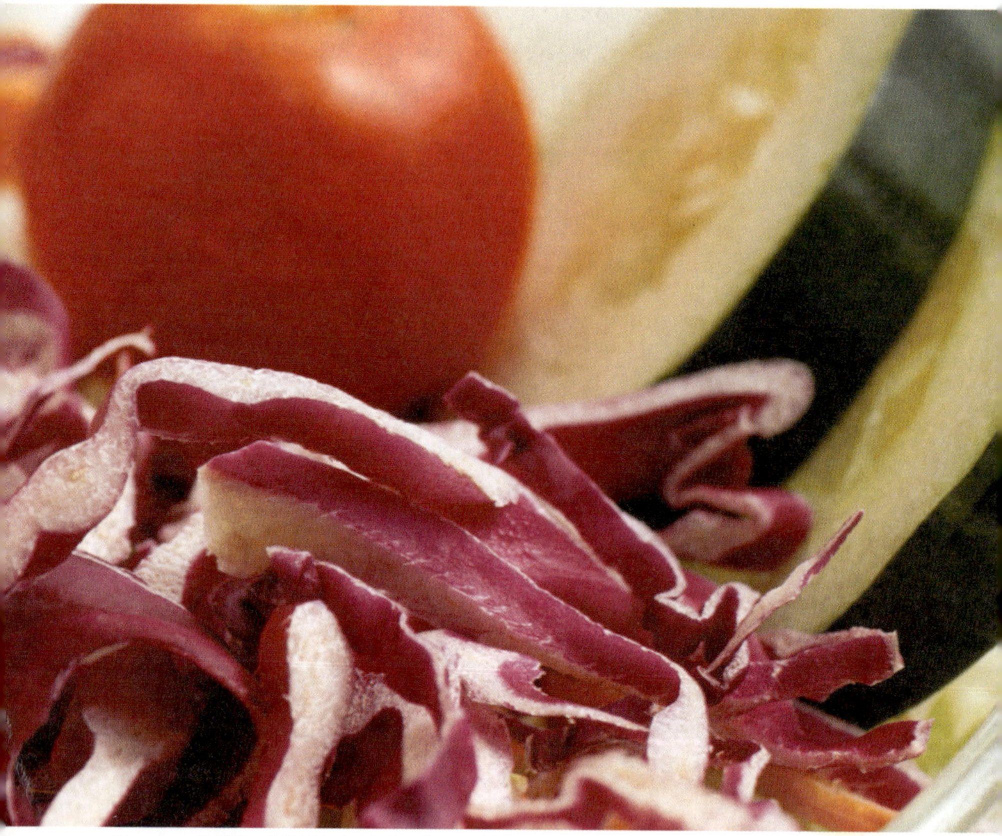

Eine gesunde Diät enthält viele bunte Gemüse- und Obstsorten.

Diät und Ernährung

Gesunde Ernährung ist gar nicht so kompliziert, wie einige Ernährungsexperten uns glauben machen wollen. Vergessen Sie das Fachchinesisch über Kohlenhydrat-Protein-Verhältnisse, Phytochemikalien und Antioxidantien – wir zeigen Ihnen eine Methode, mit der Sie Ihre Essgewohnheiten auf einfache Weise verbessern können. Im folgenden Abschnitt finden Sie ganz simple Strategien, die Ihnen helfen, mehr von dem zu essen, was Ihr Körper benötigt, und gleichzeitig auf die Nahrungsmittel zu verzichten, die Ihr Körper nicht benötigt. Das Beste daran ist, dass Sie schon bald wie ein Ernährungsexperte speisen werden, ohne sich überhaupt Gedanken über Ihr Menü machen zu müssen.

GRUNDREGELN

Wenn Sie Ihre Muskeln sehen wollen, müssen Sie alles loswerden, was diese verdeckt. Dazu müssen Sie zwei einfache Diätziele erreichen: Essen Sie ausreichend, um Ihre Muskeln zu erhalten, und essen Sie nicht so viel, dass Sie Fett ansetzen. Hier sind einige Grundregeln, die Sie befolgen sollten, um Fett ab- und Muskeln aufzubauen:

- Essen Sie reichlich Proteine und verschiedenfarbiges Gemüse. Eine proteinreiche (auch «eiweißreiche») Diät sorgt für ein länger anhaltendes Sättigungsgefühl und einen flacheren Bauch, während Sie sich aufgebläht fühlen, wenn Sie viele Kohlenhydrate zu sich nehmen. Essen Sie Hähnchen, Fisch oder Rindfleisch und so viel Gemüse, wie Sie wollen – je mehr verschiedene Farben das Gemüse hat, desto besser.
- Essen Sie nicht zu viele «trockene» Kohlenhydrate. Nach 16 Uhr sollten Sie überhaupt die Finger von stark raffinierten, relativ wertlosen kohlenhydrathaltigen Nahrungsmitteln lassen (geschälter Reis, Weißbrot).
- Nehmen Sie Ballaststoffe zu sich. Ballaststoffe sättigen und unterstützen Ihren Körper dabei, aufgenommene Fette besser zu verarbeiten. Streuen Sie beispielsweise rohe Haferkleie auf Ihre Zerealien. Beginnen Sie mit einem Esslöffel für einen Zeitraum von zwei Wochen und verdoppeln Sie die Menge anschließend.
- Es gibt keinen Grund, vollständig auf Fette zu verzichten – im Gegenteil, Sie hätten dann nur das ungute Gefühl, dass Ihnen «etwas fehlt». Peilen Sie eine Menge von etwa 95 Gramm Fett pro Tag an. Wenn möglich, greifen Sie zu einfach ungesättigten Fetten, wie sie in Oliven- und Rapsöl, in Avocados und Nüssen enthalten sind. Omega-3-Fettsäuren, die in Leinsamen und Fisch vorkommen, sind ebenfalls gut für Sie. Gesättigte tierische Fette wie in Käse, Butter und Fleisch sollten Sie dagegen mit Vorsicht (also in Maßen) genießen.

Nehmen Sie jeden Morgen Vitamine ein. Es gibt zahlreiche Belege dafür, dass handelsübliche Multivitamine wirksam die Mangelerscheinungen ausgleichen, die durch Ihre Diät entstehen können. Eine neue Studie hat ergeben, dass Personen, die zehn Jahre lang Multivitamin-Ergänzungspräparate sowie zusätzlich 200 I.E. Vitamin E einnehmen, ein um 50 Prozent geringeres Darmkrebs-Risiko aufweisen.

Essen Sie reichlich Zwiebeln. Es ist wissenschaftlich erwiesen, dass Zwiebeln so gesund sind – die wichtigste Quelle für Flavonoide, die Herzerkrankungen vorbeugen –, dass es praktisch Ihre Pflicht ist, Hot Dog, Pizza, Hamburger, Sandwich und natürlich Ihren großen grünen Salat immer großzügig damit zu belegen.

Trinken Sie Eistee. Eine einzige Tasse schwarzer Tee enthält mehr Antioxidantien – einer der wichtigsten Stoffe zum Vorbeugen gegen Herzkrankheiten, Krebs und sogar gegen Falten – als eine Portion Broccoli oder Karotten.

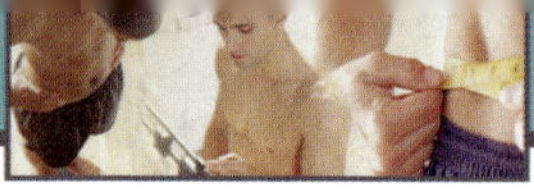

Essen Sie täglich um 15 Uhr einen Snack. Dieser kleine Energieschub zwischen Mittag- und Abendessen verscheucht Ihre Müdigkeit und hält Sie davon ab, später zu viel zu essen. Bei diesem Imbiss sollte es sich jedoch nicht um einen Schokoriegel handeln. Probieren Sie Joghurt mit Früchten, Hafer-Cracker mit fettarmem Käse, ein Ei (hart gekocht) und einen Apfel. Diese Nahrungsmittel versorgen Sie langfristig mit Energie. Löschen Sie Ihren Durst mit reichlich Wasser.

Schälen Sie die Früchte nicht. Wenn Sie Äpfel oder Birnen schälen, verschwenden Sie wertvolle Nähr- und Ballaststoffe. Das Gleiche gilt für Kartoffeln. Orangen sollten Sie natürlich schon schälen, lassen Sie dabei jedoch so viel wie möglich von der faserigen, weißen Haut dran, die sich unter der Schale befindet – sie enthält eine Fülle von Flavonoiden, ebenso wie der weiße Strunk in der Mitte.

Essen Sie rote Grapefruits. Erinnern Sie sich an Lycopen, den Stoff, der in Tomaten, Wassermelonen und Guaven enthalten ist und vorbeugend gegen Prostatakrebs wirkt. Er verleiht den Tomaten ihre rote Farbe und ist auch für die Farbe der rubinroten Grapefruits verantwortlich.

Essen Sie einmal pro Woche Lachs. Lachs ist reich an Omega-3-Fettsäuren, einer Fettart, von der, wie Fachleute sagen, die meisten Menschen zu wenig zu sich nehmen. Omega-3-Fettsäuren sollen Herzerkrankungen vorbeugen, die durch Arrhythmien ausgelöst werden (Männer, die einmal pro Woche Fisch essen, erleiden seltener Herzinfarkte), und können sogar Depressionen lindern. Wenn Sie wöchentlich eine Portion Lachs essen, sollte Ihr Bedarf an Omega-3-Fettsäuren gedeckt sein.

Vor dem Verzehr das Fleisch stets waschen. Es gibt einen einfachen Trick, um den Fettgehalt Ihres Lieblings-Chiligerichts zu reduzieren. Geben Sie das Hackfleisch, gleich nachdem es angebraten ist, in eine Schüssel, die mit zwei Lagen Küchenpapier auslegt ist. Drücken Sie dann noch ein Stück Küchenpapier vorsichtig oben drauf, um möglichst viel Fett aufzusaugen. Wenn Sie noch mehr Fett entfernen wollen, können Sie das Fleisch in ein Sieb geben und Fett und Cholesterin mit heißem (nicht kochendem) Wasser wegspülen. Mit dieser Methode können Sie den Fettgehalt des Fleischs nahezu halbieren.

Essen Sie Broccoli mit etwas Margarine, Olivenöl oder Käsesauce. Das ist ein Ernährungstipp, wie wir ihn mögen. Broccoli ist reich an Beta-Karotin, einem der wichtigsten Antioxidantien, die Ihr Körper braucht. Beta-

ESSEN SIE HÄUFIGER

Französische Forscher, die die Diätpläne, das Körpergewicht und die Körpermasse von 330 Männern untersucht haben, kamen zu dem Ergebnis, dass die Männer, die häufiger kleine Mahlzeiten aßen, deutlich schlanker und gesünder waren als die, die täglich nur eine oder zwei große Mahlzeiten zu sich nahmen.

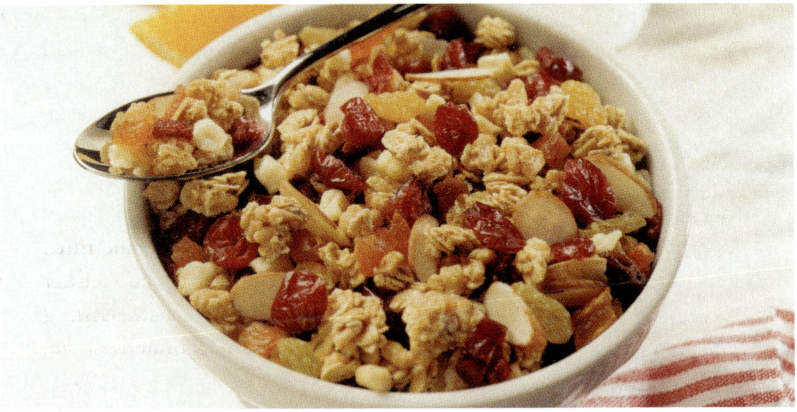

Das Frühstück gilt als die wichtigste Mahlzeit des Tages und eine Schale mit Vollkornzerealien ist eine sehr gute Wahl.

Karotin ist jedoch fettlöslich, weshalb es gewissermaßen per Anhalter auf Fettmolekülen mitfahren muss, um den Weg durch Ihre Darmwand zu schaffen. Ohne den kleinen Fettzusatz würde Ihr Körper wesentlich weniger Beta-Karotin absorbieren können.

Prüfen Sie vor jeder Mahlzeit deren Fettgehalt. Es ist verlockend, kein Fett zum Frühstück und Mittagessen zu sich zu nehmen, um dann abends ein richtig schön fettes Gericht essen zu können. Das ist jedoch keine wirklich gute Idee. Studien haben gezeigt, dass die Blutgefäße nach einer Mahlzeit, die 50 bis 80 Gramm Fett enthält, mehrere Stunden lang weniger elastisch sind und die Blutgerinnungswerte deutlich ansteigen. Forscher gehen davon aus, dass die letzte fettreiche Mahlzeit des Tages häufig der direkte Auslöser für einen Herzinfarkt ist. Sie sollten also die Fettaufnahme über den ganzen Tag verteilen.

Essen Sie immer ein (kleines) Dessert. Süßigkeiten wie Kekse oder fettarme Eiscreme signalisieren Ihrem Gehirn, dass die Mahlzeit beendet ist. Wenn Sie nach dem Essen kein Dessert zu sich nehmen, kann es vorkommen, dass Sie sich nicht satt fühlen und dann die ganze Nacht durch die Küche schleichen, um Ihren Heißhunger nach etwas Süßem zu befriedigen.

Die richtige Diät

Aus einem der beiden folgenden Gründe sind die meisten Diäten zum Scheitern verurteilt: Entweder sind sie zu streng in Bezug auf die Nahrungsmittel, die Sie zu sich nehmen dürfen, oder Sie haben dabei einen so leeren Magen, als hätten Sie gar nichts gegessen. In beiden Fällen ist es dann nur eine Frage der Zeit, bis Sie sich wieder mit Schokoladenkuchenkrümeln in den Mundwinkeln ertappen.

Mit unserem Programm, das erfahrene Trainer und Ernährungsexperten entwickelt haben, wird keines dieser Probleme Ihre Diät sabotieren.

Wenn Sie einen schlankeren Bauch bekommen wollen, muss Ihre Diät ausreichend Proteine enthalten – rund 25 Prozent Ihrer täglichen Kalorienzufuhr. Warum?

Proteine verschaffen Ihnen ein längeres Sättigungsgefühl und helfen beim Muskelaufbau (wodurch auch Ihr Stoffwechsel angeregt und somit die Gewichtsabnahme erleichtert wird). Proteinreiche Diäten haben sich im Kampf gegen die Wampe als das beste Mittel erwiesen.

Nehmen Sie genügend Fette zu sich. Etwa 30 Prozent Ihres täglichen Kalorienbedarfs sollte durch Fette gedeckt werden. Erstens fühlen Sie sich dadurch zwischen den Mahlzeiten länger satt, und zweitens erhält Ihr Körper wichtige Fettsäuren, die für eine optimale Gesundheit unerlässlich sind. Hinzu kommt, dass Sie das Gefühl haben, «richtiges Essen» auf dem Teller haben und nicht im Schlaraffenland zu verhungern.

Wenn Sie genügend Proteine und Fette zu sich nehmen, sorgt der Körper normalerweise bei der restlichen Kalorienaufnahme selbst für eine angemessene Gesamtmenge. Da Sie sich satt fühlen, werden Sie sich nicht auf eine Tüte Kartoffelchips stürzen und damit die verbleibenden Restkalorien auf einmal zu sich nehmen. Die übrigen 45 Prozent der laut Ihrem Plan zulässigen Kalorien bestehen aus Kohlenhydraten – das genügt völlig, um Ihrem Gaumen ein attraktives Geschmacksspektrum zu bieten und Ihren Körper mit einer Kombination aus langsam und schnell verbrennendem Treibstoff aufzutanken.

Kalziumreiche Lebensmittel wie Milchprodukte und Gemüse, beispielweise Broccoli, bewirken eine effizientere Fettverbrennung.

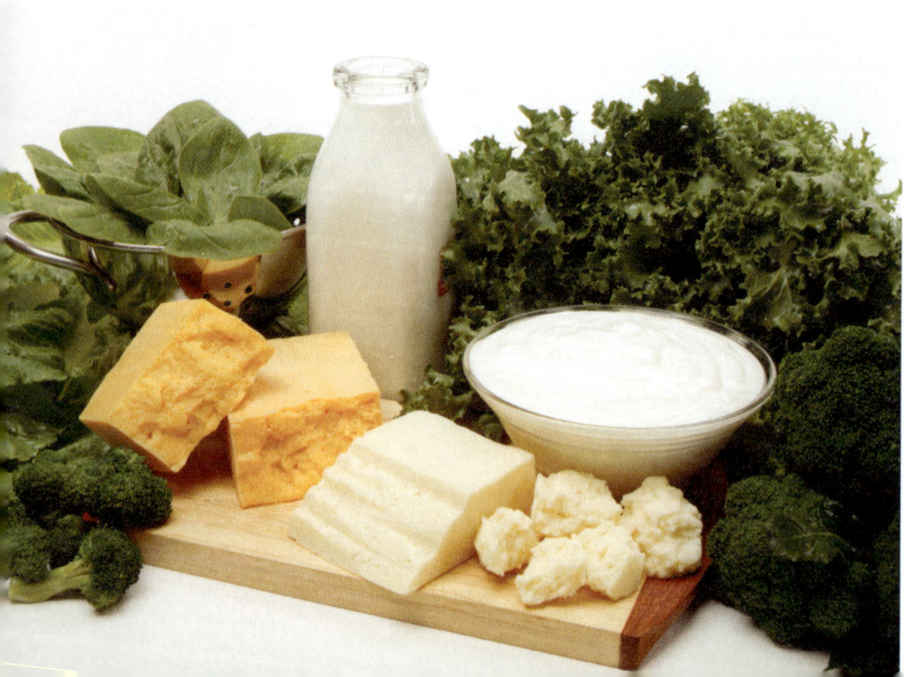

Die Fett-zu-Muskeln-Diät

Bei den hier vorgeschlagenen Zusammenstellungen handelt es sich um «Module», die Sie auf die verschiedensten Arten variieren können, damit Ihre Geschmacksknospen auch weiterhin Spaß haben. Wenn Sie sich an diese Diät halten, nehmen Sie täglich zwischen 2400 und 2800 Kalorien zu sich. Für fast jeden von uns – ausgenommen schwer Übergewichtige – sind das reichlich Kalorien; gleichzeitig wird damit fast jeder Mann in einem sicheren, gleichmäßigen Tempo Fett in der Körpermitte abbauen. (Sie müssen die Mengenangaben nicht jedes Mal penibel einhalten. Wenn Sie die angegebene Fettmenge beim Mittagessen überschreiten, können Sie zum Ausgleich ein wenig Fett beim Abendessen einsparen.)

Frühstück

- 40 g Vollkornzerealien oder Haferbrei
- 150 ml Magermilch
- 2 EL gehackte Nüsse
- 2 EL Rosinen

GESAMT: 566 Kalorien, 20 g Proteine, 80 g Kohlenhydrate, 19 g Fett

Mittagessen

- Sandwich aus 2 Scheiben Vollkorntoast, 150 g Schinken oder Thunfisch (Dose), 1 Scheibe fettarmer Käse, 2 Scheiben Tomate
- 1 EL Mayonnaise
- 1 Möhre
- 150 ml Orangensaft

GESAMT: 621 Kalorien, 47 g Proteine, 50 g Kohlenhydrate, 26 g Fett

Abendessen

- 150 g mageres Fleisch, Huhn oder Fisch
- 1 kleiner grüner Blattsalat
- 2 TL French Dressing
- 1 mittelgroße Portion (80 g) Broccoli
- 4 EL (150 g) Kartoffeln, Reis oder Pasta (gekocht)
- 1 mittelgroßes Stück Obst (z.B. Apfel)

GESAMT: 662 Kalorien, 39 g Proteine, 60 g Kohlenhydrate, 31 g Fett

Snack

- 2 Scheiben Vollkornbrot
- 2 EL Erdnussbutter
- 480 ml Magermilch
- 1 mittelgroßer Apfel

GESAMT: 605 Kalorien, 32 g Proteine, 70 g Kohlenhydrate, 23 g Fett

EL = Esslöffel
TL = Teelöffel

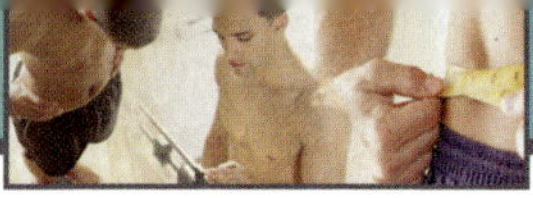

Wichtige Informationen zu Vitaminen

Tun Sie sich etwas Gutes, das nur drei Sekunden dauert: Schlucken Sie eine Vitamintablette, bevor Sie zur Arbeit gehen. An Tagen, an denen Ihre Diät alles andere als perfekt gewesen ist – keine Früchte und zu viel Fett –, erhält Ihr Körper mit der richtigen Vitaminkombination die Stoffe, die ihm fehlen. Aber denken Sie bitte daran, dass das schnelle Einwerfen einer Pille natürlich kein dauerhafter Ersatz für eine gesunde und ausgewogene Kost sein kann. Die meisten Vitaminpräparate, die es heute zu kaufen gibt, sind für spezielle Lebensumstände oder Kundenbedürfnisse gemacht (z.B. «über 50» oder «mit einer Extraportion Vitamin C für Raucher»). Damit Ihr Körper wirklich optimal von den Tabletten profitieren kann, sollten Sie eine Zusammensetzung wählen, die Ihren Anforderungen am ehesten entspricht. Wir erleichtern die Sache für Sie: Ganz egal wie Ihr Alltag aussieht – hier finden Sie einen Überblick über die Vitamine, die Sie grundsätzlich brauchen und die gegen die häufigsten Beschwerden helfen können.

Was Sie generell beachten sollten

Vitamin- und Mineralstoffmangel ist in der westlichen Welt ein ziemlich seltenes Phänomen, da die meisten Menschen hier eine gesunde, abwechslungsreiche Kost zu sich nehmen. Wenn Sie sich jedoch für ein oder mehrere Ergänzungspräparate entscheiden, dann sollten Sie im Hinterkopf behalten, dass zu viel des Guten oder die Einnahme über einen zu langen Zeitraum Ihrer Gesundheit eher abträglich sein kann. Eine Multivitamintablette, die einen Großteil der empfohlenen Tagesdosis an den verschiedenen Vitaminen und Mineralien abdeckt, ist eine völlig ausreichende Versicherung gegen Unterversorgung. Für Menschen mit Gesundheitsproblemen oder Risikofaktoren kann es aber auch durchaus sinnvoll sein, auf ein bestimmtes Vitamin oder Mineral besonders zu achten.

Herzerkrankungen

Wenn Herzerkrankungen in Ihrer Familie vermehrt vorkommen, müssen Sie reichlich Folsäure sowie die Vitamine B6 und B12 zu sich nehmen.

Wissenschaftler haben festgestellt, dass das Risiko für Herzerkrankungen bei Männern, deren Ernährung wenig Vitamin B enthält, doppelt so hoch ist wie bei denen, die gut damit versorgt sind. Durch Vitamin B wird der Homocysteingehalt im Blut gesenkt; das ist eine Aminosäure, die die Gefäßwände reizt und anfälliger für Blutgerinnsel macht.

Sonneneinstrahlung

Um sich das ganze Jahr über vor der aggressiven Sonne zu schützen, sollten Sie auf ausreichend Vitamin A und C sowie Lutein achten. Die ultravioletten Strahlen des Sonnenlichts spalten das Vitamin A in Ihrer Haut. Ohne diese Schutzschicht besteht die Gefahr, dass Ihre Haut etwa im Alter von 40 Jahren austrocknet und faltig wird. Durch regelmäßige Zufuhr von Vitamin A können Sie eine Reserve krebshemmender Stoffe im Körper aufbauen. Außerdem benötigen Sie eine ausreichende Dosis Vitamin C; Ihr Körper nutzt Vitamin C zur Produktion von Collagen, einem Bindegewebe, das Ihre Haut und Ihre Gesichtsmuskeln straff hält.

Und das Lutein? Es hilft Ihren Augen dabei, Schädigungen, die durch die Sonneneinstrahlung verursacht werden, zu reparieren, damit Sie mit 70 Jahren nicht blinzeln müssen, wenn Sie eine Strandschönheit begutachten wollen.

Speckbekämpfung

Wenn Sie ein paar Pfunde zu viel haben, sollten Sie darauf achten, dass Ihr Körper genügend Vitamin C, D und E erhält. Machen Sie sich nichts vor, das Schleppen dieser Extrapfunde hat nichts mit Gewichtheben zu tun, im Gegenteil, Ihre Knochen werden dadurch schwächer, nicht stärker. Daher sollten Sie unbedingt ein Präparat wählen, das Sie auch mit dem wichtigen, knochenstärkenden Vitamin D versorgt. Finnische Wissenschaftler haben herausgefunden, dass bei Männern, die Vitamin D einnehmen, sich das Risiko, Knochenbrüche zu erleiden, um 25 Prozent reduziert.

Durch Übergewicht wird außerdem das Diabetes-Risiko erhöht. An dieser Stelle kommen die Vitamine C und E ins Spiel. Beide schützen Ihre Blutgefäße, wenn Ihr Blutzuckerspiegel aus dem Lot geraten ist.

Kater

Wenn Sie einen wilden nächtlichen Zug um die Häuser gemacht haben, sollten Sie sich mit Vitamin C und B1 (Thiamin) voll stopfen. Das hat folgenden Grund: Durch Zigarettenrauch – egal ob Sie passiver oder aktiver Raucher sind – werden die Vitamin-C-Reserven Ihres Körpers rasch aufgezehrt. Alkohol entzieht Ihrem Körper Folsäure, Vitamin B6 und Zink. Auch hier kann ein Multivitaminpräparat helfen.

Stresslinderung

Wenn Sie einfach zu gestresst sind, sollten Sie ein Vitaminpräparat aus-

Mit dem richtigen Multivitaminpräparat können Sie zahlreiche Beschwerden lindern bzw. diesen vorbeugen.

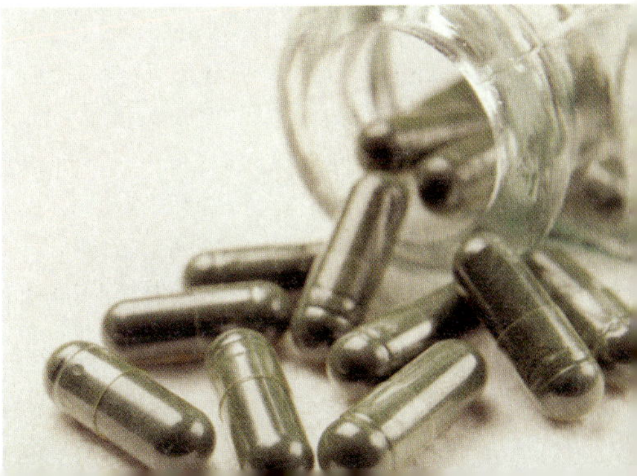

probieren, das Cholin, Magnesium und Vitamin K enthält. Neueste Forschungen haben ergeben, dass Cholin – ein bekanntes Mittel zur Stressbekämpfung – das Gedächtnis stärkt und die Kommunikation zwischen den Gehirnzellen fördert. Durch ein gutes Multivitaminpräparat kann auch der Mangel an Magnesium und Vitamin K gedeckt werden, der entsteht, wenn Sie sich hauptsächlich von Fastfood und Mikrowellengerichten aus der Tiefkühltruhe ernähren.

Die wichtigsten Vitamine

VITAMIN	FETTLÖSLICH	WASSERLÖSLICH	QUELLE
A	X		Kürbis, Karotten, Süßkartoffeln, Rinderleber, fast alle dunkelgrünen Blattgemüse (z.B. Spinat), Eier und Käse
B6		X	Nüsse, Hülsenfrüchte, Eier, Fleisch, Fisch, Vollkornbrot und Vollkornprodukte generell, Zerealien
B12		X	Meeresfrüchte, Geflügel, Fleisch, Milch und Molkereiprodukte
C		X	Zitrusfrüchte, rote und grüne Paprika, Brokkoli, Honigmelone, Erdbeeren
E	X		Vollkornprodukte, Mais, Nüsse, Samen und Pflanzenkeime, Oliven, grünes Blattgemüse und Speiseöle (z.B. Mais-, Sonnenblumen-, Soja- und Olivenöl)
Folsäure		X	Vollkornprodukte, fast alle dunkelgrünen Blattgemüse, Zitrusfrüchte, Geflügel, Zerealien
B3 (Nicacin)		X	Angereicherte Vollkornzerealien, Hühnerfleisch, Fisch, Rinderleber, Kalbfleisch und Hülsenfrüchte
B5 (Pantothensäure)		X	Eier, Fisch, Milch und Molkereiprodukte, Vollkornzerealien, Hülsenfrüchte, Hefe, Broccoli und andere Kohlgemüsearten
B2 (Riboflavin)		X	Mageres Fleisch, Eier, Hülsenfrüchte, Nüsse, grünes Blattgemüse, Milch und Molkereiprodukte, Vollkornprodukte und Zerealien

Muskelaufbau

Wenn Sie stärkere Muskeln bekommen wollen, sollten Sie Chrom und die Vitamine B6 und B12 nehmen. Warum? Chrom fördert die Fähigkeit des Körpers, Aminosäuren in Muskeln umzuwandeln. Studien haben ergeben, dass Männer, die mit Gewichten trainieren und täglich 200 Mikrogramm Chrom einnehmen, mehr Muskelmasse aufbauen und wesentlich mehr Körperfett verlieren. Durch harte Workouts werden übrigens auch Ihre Vitamin-B-Reserven aufgebraucht.

	FUNKTION
	Fördert die Bildung und Erhaltung gesunder Zähne sowie von Knochen- und Bindegewebe; wichtig für Haut und Augen; regelt das Immunsystem.
	Erforderlich für die normale Gehirnfunktion, die Energieproduktion und die Verwertung von Proteinen. Je größer die Proteinaufnahme, desto größer der Vitamin-B6-Bedarf.
	Spielt eine wichtige Rolle bei der Bildung roter Blutkörperchen, in der Versorgung des zentralen Nervensystems und bei der Aufrechterhaltung des Stoffwechsels.
	Antioxidans, das Ihren Körper vor freien Radikalen schützt, die Herzerkrankungen und Krebs verursachen können. Außerdem erforderlich zur Aufnahme von Eisen.
	Wichtig für die Bildung roter Blutkörperchen, fungiert als Antioxidans, um das Körpergewebe vor Schäden durch Oxidation zu schützen.
	Hilft bei der Produktion und Erhaltung roter Blutkörperchen. Schützt gegen Anämie, Knochenbrüche infolge von Osteoporose und Veränderungen der DNA, die später Krebs verursachen können.
	Stärkt Verdauungssystem, Haut und Nerven; wichtig auch für den Energiestoffwechsel.
	Unerlässlich für die Verwertung von Nahrung und für die Synthese von Hormonen und Cholesterin.
	Wichtig für das Körperwachstum und die Bildung roter Blutkörperchen, hilft bei der Freisetzung von Energie aus Kohlenhydraten.

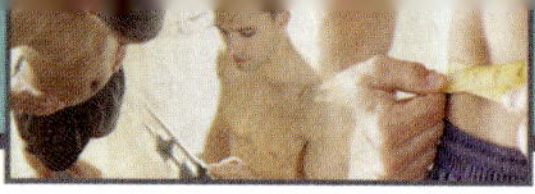

Vorteile des Stretchings

Manche Männer sind von Zeit zu Zeit so gestresst, dass sie ihr Workout so schnell wie möglich hinter sich bringen wollen und sich deshalb direkt auf die Übungen stürzen. Sie sollten aber bedenken, dass Ihr Körper wesentlich mehr profitiert, wenn Sie sich vor dem Training ein paar Minuten dehnen. Schon fünf bis sieben Minuten Stretching vor und nach dem Workout steigern die Flexibilität. Stretching beugt Verletzungen und Muskelkater vor, befreit von Muskelverspannungen, verbessert den Blutkreislauf, stärkt Ihren Muskeltonus und lässt Ihre Muskeln deutlicher hervortreten.

KREUZ-STRETCHING

Stellen Sie sich aufrecht hin, schulterbreiter Fußabstand, Knie leicht gebeugt. Heben Sie Ihre Arme, sodass sie mit Ihrem Oberkörper ein T bilden, und drehen Sie Ihre Handflächen nach unten. Drehen Sie Ihre Daumen jetzt langsam nach hinten, strecken Sie Ihre Brust raus und ziehen Sie dabei Ihre Arme nach hinten. Drücken Sie Ihre Schulterblätter zusammen, um den Bewegungsradius zu vergrößern. Anstatt eine Dehnung lange zu halten, machen Sie fünf schwungvolle Dehnungen. Das heißt, die Arme drei bis fünf Zentimeter weiter zurückziehen und sie dann drei bis fünf Zentimeter nach vorn kommen lassen. Wiederholen Sie diesen Bewegungsablauf.

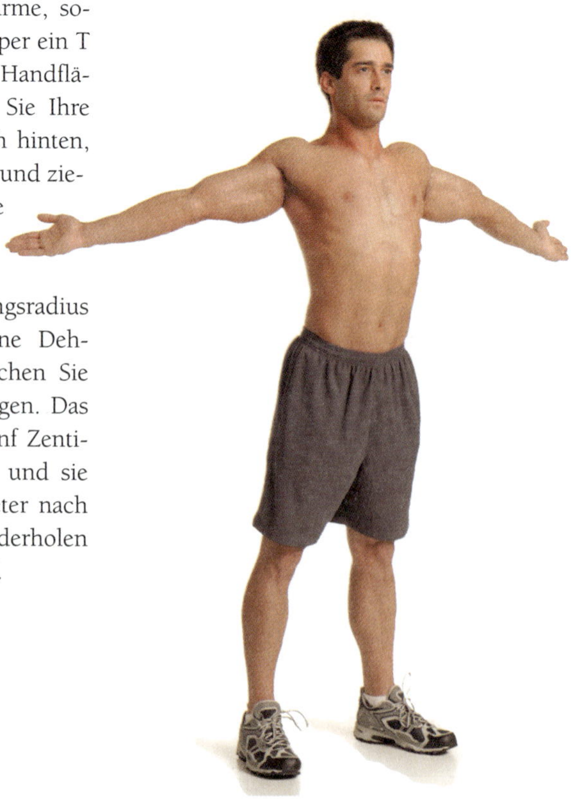

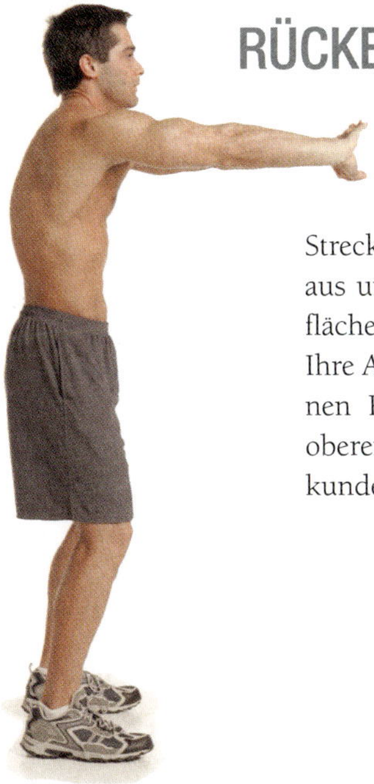

STRETCHING DES OBEREN RÜCKENBEREICHS

Strecken Sie Ihre Arme gerade vor Ihrer Brust aus und umfassen Sie Ihre Hände, die Handflächen zeigen dabei nach vorn. Drücken Sie Ihre Arme nach vorn und machen Sie dabei einen Rundrücken in den Schultern und im oberen Rückenbereich. Bleiben Sie zehn Sekunden in dieser Position.

SCHULTER- UND NACKEN-STRETCHING

Halten Sie beide Arme hinter Ihrem Rücken und umfassen Sie Ihr rechtes Handgelenk mit der linken Hand. Neigen Sie Ihren Kopf nach links und ziehen Sie Ihren rechten Arm nach links. Bleiben Sie zehn Sekunden in dieser Position und wiederholen Sie die Übung dann mit der anderen Seite.

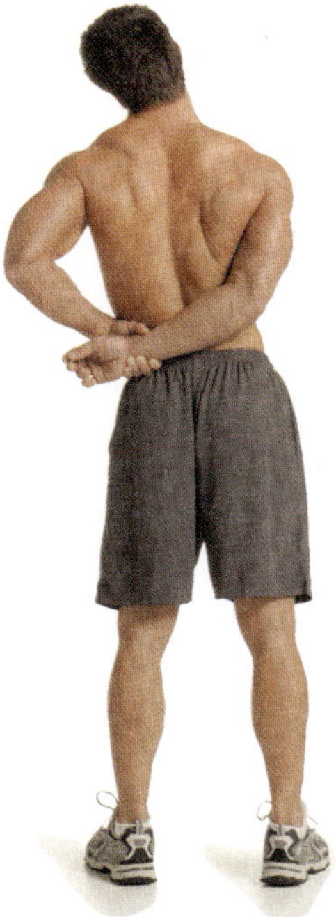

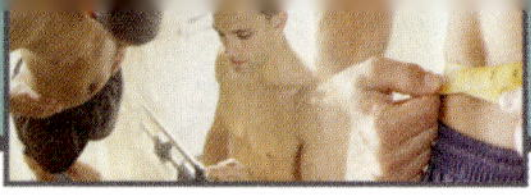

STRETCHING DES UNTEREN RÜCKENBEREICHS

Bei dieser Übung bewegen Sie sich wie ein landender Adler, der seine Flügel ausstreckt. Legen Sie sich flach auf den Bauch. Heben Sie langsam Ihren oberen Brustbereich, Nacken und Kopf an. Achten Sie darauf, Ihren Nacken nicht zu sehr zu beanspruchen. Strecken Sie gleichzeitig Ihre Beine und Füße und heben Sie sie einige Zentimeter über den Boden. Halten Sie Ihre Hände hinter Ihrem Körper und breiten Sie sie dann mit geraden Fingern aus. Strecken Sie Ihren Körper dabei von Kopf bis Fuß. Bleiben Sie bei jeder Wiederholung 15 Sekunden in dieser Position. Steigern Sie sich auf ein bis zwei Sätze mit jeweils acht Wiederholungen.

WIE OFT SOLLTEN SIE STRETCHING-ÜBUNGEN MACHEN?

Wenn Sie den ganzen Tag am Schreibtisch sitzen, sollten Sie alle paar Stunden stretchen, um Schulterverspannungen zu vermeiden, die dadurch entstehen, dass Sie mit krummem Rücken vor Ihrer Tastatur hocken. Das Brust-Stretching auf Seite 32 öffnet Ihre Brust und entspannt Schultern und Rücken. Um Ihr Hinterteil zu dehnen, das die ganze Zeit auf dem Stuhl klebt, kreuzen Sie Ihr linkes Bein über Ihr rechtes, sodass Ihr linkes Fußgelenk auf dem rechten Knie liegt. Beugen Sie sich dann in der Taille nach vorn und dehnen Sie sich zehn Sekunden lang in dieser Position. Führen Sie die Bewegung anschließend mit dem anderen Bein durch.

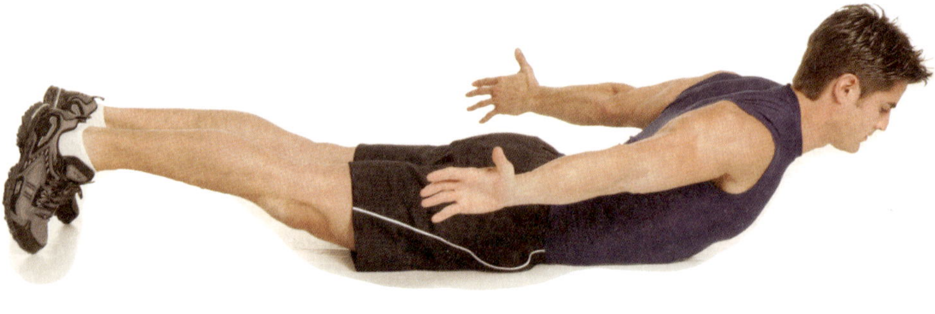

LEISTEN-STRETCHING

Setzen Sie sich auf den Boden, sodass Ihre Fußsohlen sich gegenseitig berühren. Umfassen Sie Ihre Fußgelenke und drücken Sie Ihre Knie sanft mit den Ellenbogen nach unten. Bleiben Sie zehn Sekunden in dieser Position; Sie spüren dabei die Dehnung an der Innenseite Ihrer Oberschenkel.

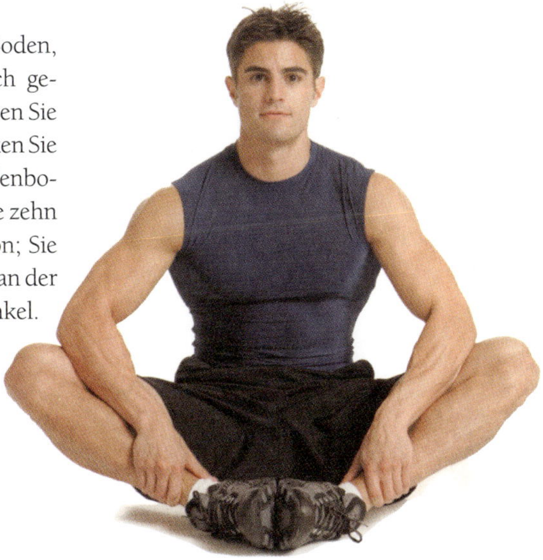

WIRBELSÄULENDREHUNG

Legen Sie sich flach auf den Rücken, Arme seitlich ausgestreckt, sodass sie ein T mit Ihrem Körper bilden, die Handflächen zeigen nach oben. Ihre Füße stehen flach auf dem Boden, Knie angewinkelt und nebeneinander. Drehen Sie Ihren Unterkörper jetzt langsam nach rechts, dabei bleiben Knie, Waden und Oberschenkel zusammen, Ihre Arme lassen Sie flach auf dem Boden. Drehen Sie Ihren Kopf nach links. Atmen Sie normal und bleiben Sie 15 bis 30 Sekunden in dieser Position. Sie sollten dabei eine Entlastung in der Muskulatur Ihres unteren Rückenbereichs spüren. Wiederholen Sie die Übung, indem Sie Ihren Unterkörper jetzt nach links und Ihren Kopf nach rechts drehen. Führen Sie auf jeder Seite drei vollständige Wiederholungen durch. Wenn Sie Schmerzen spüren, sollten Sie die Übung sofort beenden.

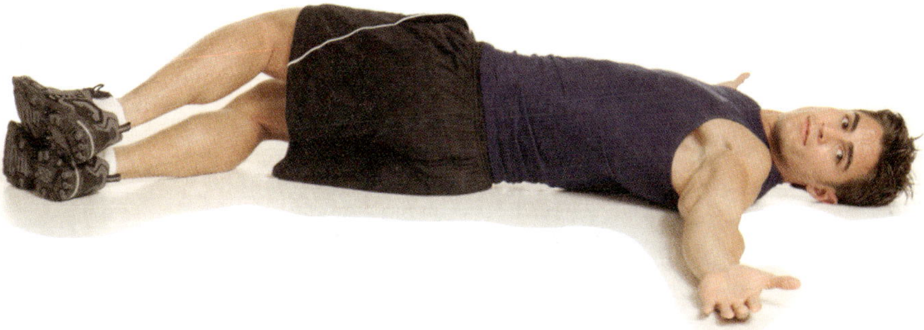

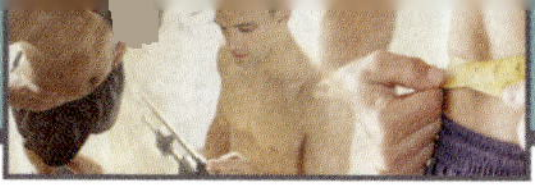

BRUST-STRETCHING

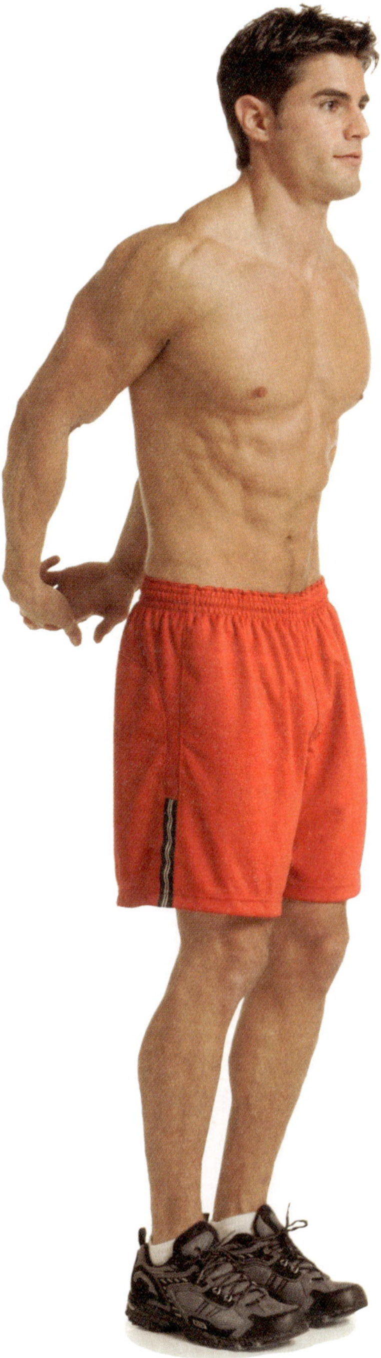

Umfassen Sie Ihre Hände hinter Ihrem Gesäß, die Handflächen zeigen nach oben. Ziehen Sie Ihre Arme nach oben in Richtung Kopf. Bleiben Sie zehn Sekunden in dieser Position.

LIEGENDES STRETCHING DES ILIOTIBIAL-BANDES

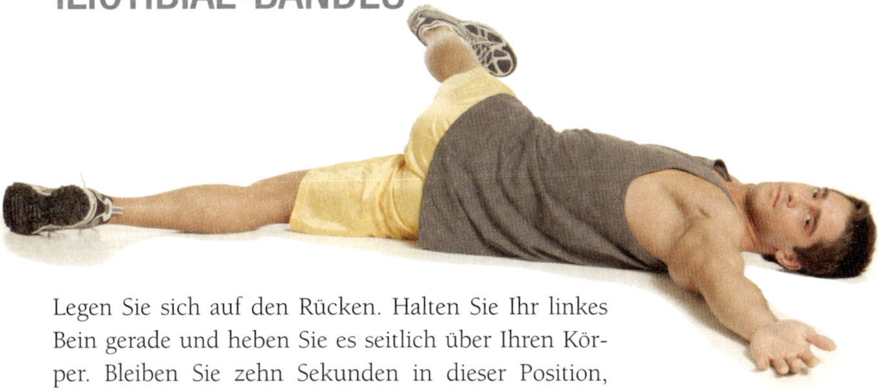

Legen Sie sich auf den Rücken. Halten Sie Ihr linkes Bein gerade und heben Sie es seitlich über Ihren Körper. Bleiben Sie zehn Sekunden in dieser Position, dann wiederholen Sie die Übung mit dem anderen Bein.

MODIFIZIERTER AUSFALLSCHRITT

Sie knien sich mit Ihrem linken Knie auf eine gepolsterte Oberfläche und strecken Ihr rechtes Bein vor Ihrem Körper aus, Zehen nach oben, Ferse auf dem Boden. Um das Gleichgewicht zu halten, stützen Sie sich mit Ihrer linken Hand auf dem Boden ab. Verlagern Sie das Gewicht auf Ihren rechten Fuß, lehnen Sie sich nach vorne und greifen Sie mit der rechten Hand nach Ihren Zehen. Halten Sie diese Position für etwa 30 Sekunden (oder länger) und entspannen Sie sich kurz. Wechseln Sie anschließend die Beine und machen Sie auf jeder Seite insgesamt drei bis fünf Wiederholungen.

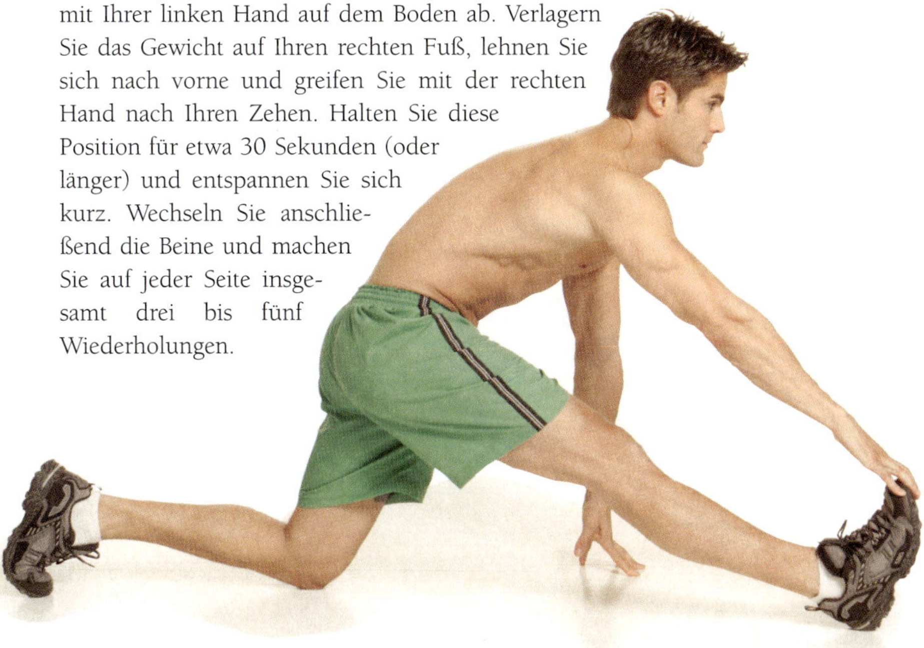

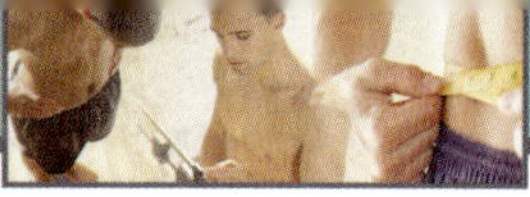

GANZKÖRPER-STRETCHING

Machen Sie nach jedem Workout diese Dehnübung: Sie setzen sich auf den Boden und strecken Ihre Beine vor Ihrem Körper aus. Sie beugen Ihr rechtes Bein und legen die Sohle Ihres rechten Fußes an die Innenseite Ihres linken Oberschenkels. Versuchen Sie jetzt mit Ihrer linken Hand nach Ihrem linken Fußgelenk oder nach Ihrem linken großen Zeh zu greifen. Bei dieser Übung werden Wade, Achillessehne, hintere Oberschenkelmuskulatur, Hüfte, Knie, Gesäßmuskeln, unterer Rückenbereich, Schulter und Handgelenk Ihrer linken Körperseite gedehnt. Bleiben Sie 30 bis 60 Sekunden in dieser Position und wechseln Sie anschließend die Seite.

SEIEN SIE FLEXIBEL

Flexibilität ist das Fitness-Element, das sich am einfachsten entwickeln lässt. Für das Training der Flexibilität gilt das Gleiche wie für andere Trainingsarten: Verbesserungen werden dadurch erzielt, dass die Muskeln durch verschiedene, kontrolliert und systematisch ausgeführte Bewegungsabläufe stärker beansprucht werden als gewöhnlich. Es reicht völlig aus, wenn Sie etwa zehn Minuten zusätzlich zum normalen Workout an Ihrer Flexibilität arbeiten.

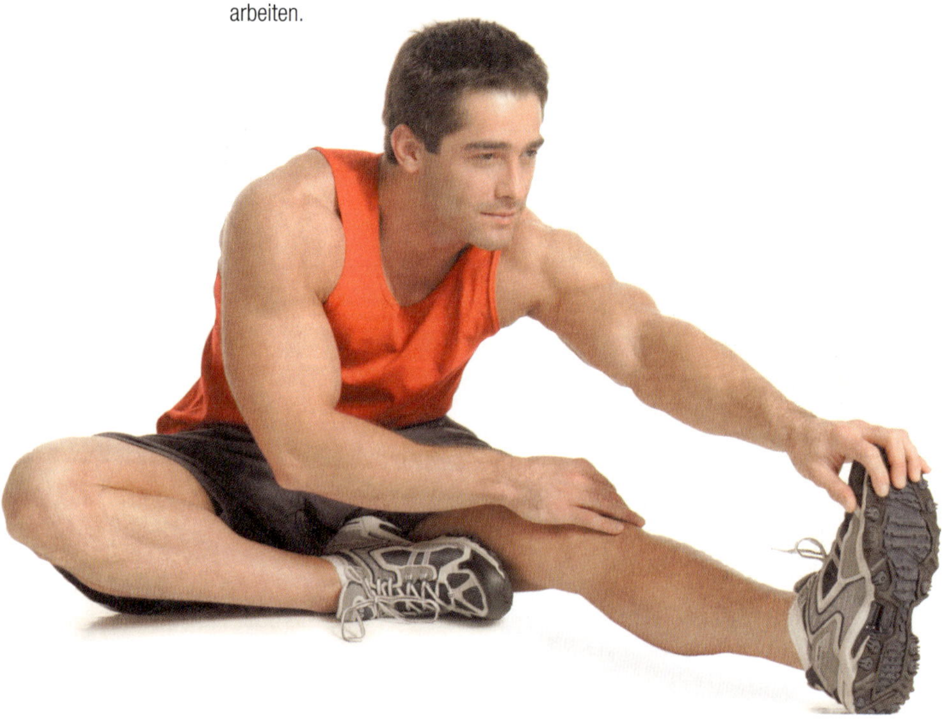

TEIL II:

Grundlegende Workouts

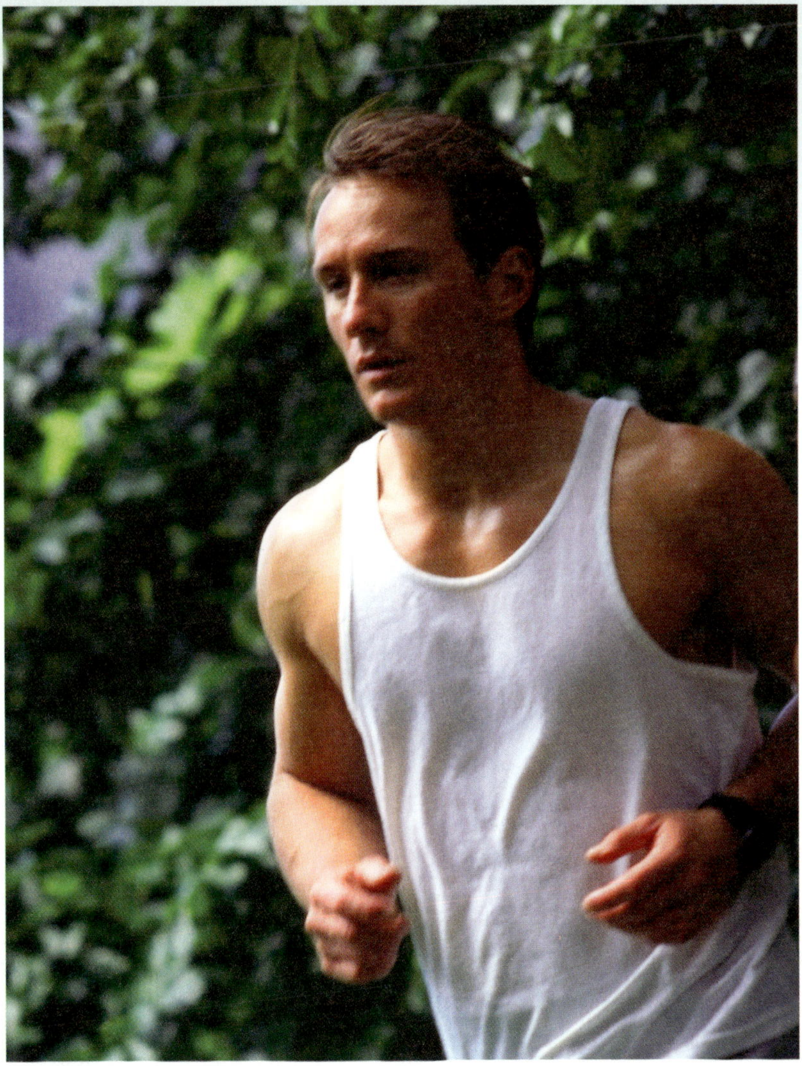

Fett-zu-fit-Workout

Bringen Sie Ihre Muskeln auf Trab mit diesem vierwöchigen Fettverbrennungsprogramm. Machen Sie in diesem Workout vier Sätze mit jeweils zehn Wiederholungen von jeder Übung. Pausieren Sie 60 Sekunden zwischen den Sätzen, drei Minuten, bevor Sie zur nächsten Übung übergehen, und jeweils einen Tag zwischen den Workouts. Drei Workouts pro Woche reichen.

Stufen-Squat

Zielbereich: Gesamter Unterkörper

1. Tag: Stellen Sie sich aufrecht hin, Langhantel auf Ihren Schultern, linker Fuß auf einem Stepper, rechter Fuß auf dem Boden neben dem Stepper. Gehen Sie in die Hocke, bis Ihr rechter Oberschenkel parallel zum Boden steht. Bleiben Sie kurz in dieser Haltung und kehren Sie dann wieder in die Ausgangsposition zurück. Machen Sie einen vollständigen Satz auf dieser Seite und wechseln Sie anschließend zur anderen Seite.

2. Tag: Genau wie am ersten Tag, mit dem Unterschied, dass Sie die Bewegung explosiv nach oben ausführen, sodass der Fuß neben dem Stepper den Boden verlässt.

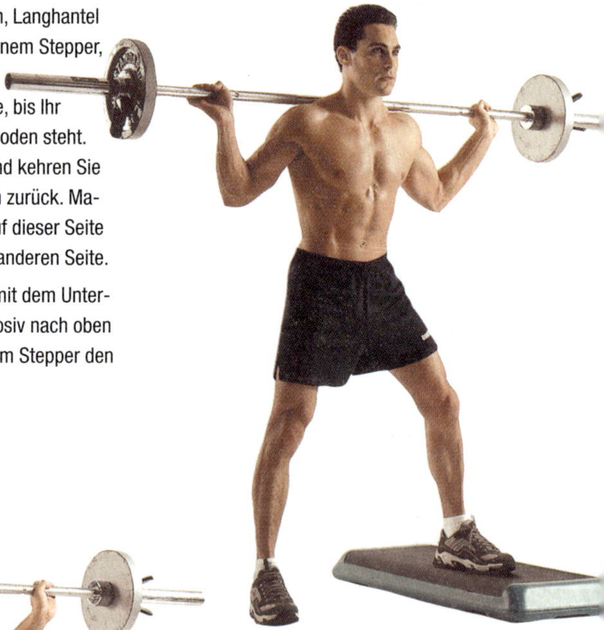

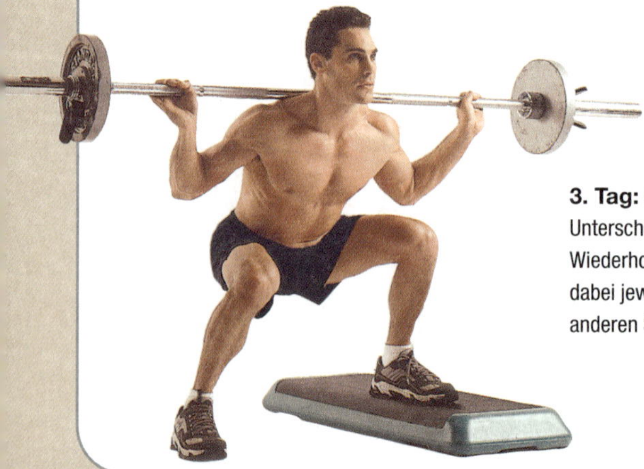

3. Tag: Genau wie am zweiten Tag, mit dem Unterschied, dass Sie das Bein nach jeder Wiederholung wechseln. Bewegen Sie sich dabei jeweils von einer Seite des Steppers zur anderen Seite.

Ausfallschritte mit Hantel

Zielbereiche: Gesamter Unterkörper, Deltamuskeln, Trapezmuskeln

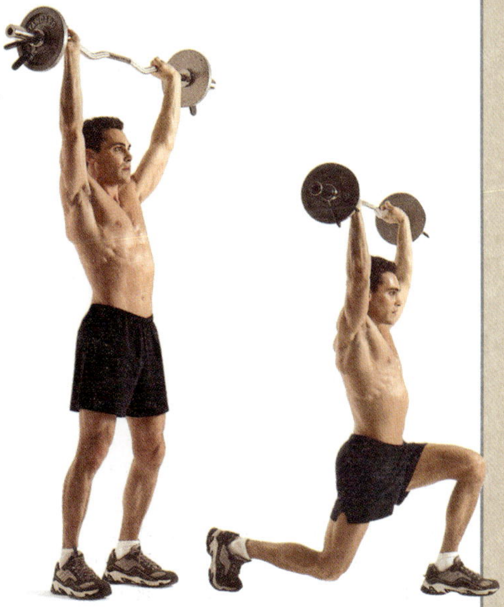

1. Tag: Halten Sie eine SZ-Hantel über Ihren Kopf. Machen Sie mit Ihrem linken Bein einen Ausfallschritt so weit nach vorn, dass Ihr linker Oberschenkel parallel zum Boden steht und Ihr Knie sich in gerader Linie über den Zehen befindet. Führen Sie Ihr rechtes Bein jetzt auf eine Höhe mit Ihrem linken Bein und machen Sie einen Ausfallschritt mit dem rechten Bein.

2. Tag: Genau wie am ersten Tag, mit dem Unterschied, dass Sie die Hantel an Ihrem Schlüsselbein halten und beim Ausfallschritt nach oben drücken. Führen Sie die Hantel anschließend nach unten, während Sie Ihre Füße wieder zusammenbringen.

3. Tag: Halten Sie ein Paar Kurzhanteln seitlich ausgestreckt, die Handflächen zu Ihrem Körper. Machen Sie den Ausfallschritt. Führen Sie die Hanteln nach unten, während Sie Ihre Füße wieder zusammenbringen.

Baseball-Swing

Zielbereich: Obliquus-Muskeln

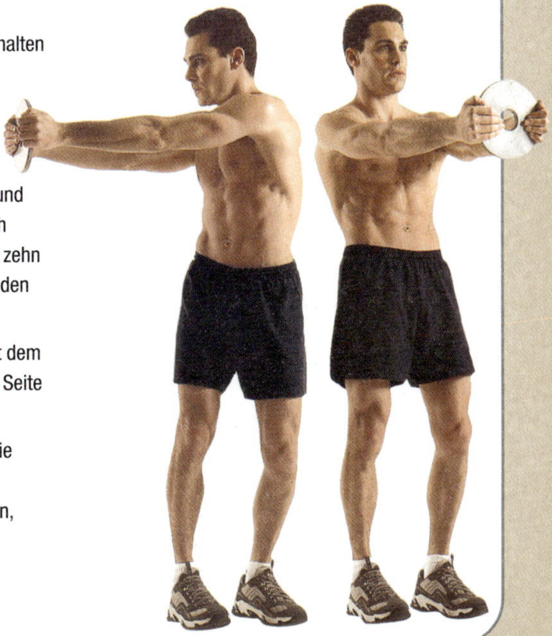

1. Tag: Stellen Sie sich aufrecht hin, halten Sie eine 2,5-kg-Gewichtscheibe oder Kurzhantel mit beiden Händen in Brusthöhe ausgestreckt vor Ihrem Körper. Drehen Sie Ihren Oberkörper jetzt so weit wie möglich nach rechts und anschließend so weit wie möglich nach links. Führen Sie diese Bewegung erst zehn Sekunden und anschließend 20 Sekunden in schnellerem Tempo durch.

2. Tag: Genau wie am ersten Tag, mit dem Unterschied, dass Sie das Gewicht zur Seite in Form einer 8 bewegen.

3. Tag: Genau wie am zweiten Tag, Sie setzen sich aber auf den Boden, Beine angewinkelt, Füße flach auf dem Boden, Oberkörper in den Hüften in einem 45-Grad-Winkel zurückgelehnt.

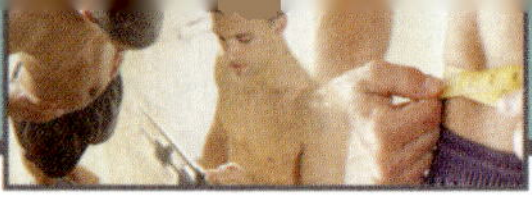

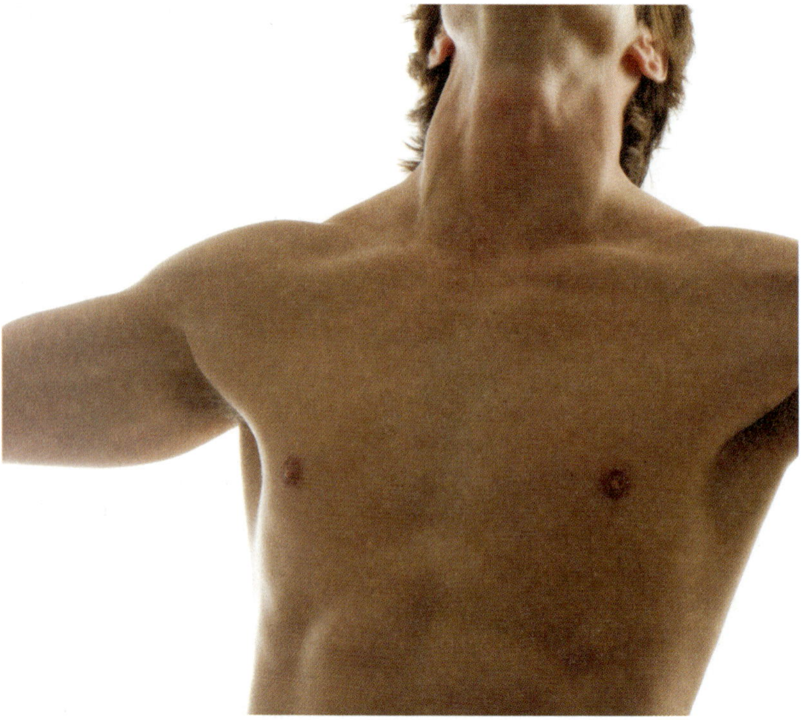
Verbrennen Sie die überschüssigen Pfunde, damit es kein Albtraum mehr für Sie ist, Ihr Hemd auszuziehen.

Das ultimative Workout zur Fettverbrennung

Dieses achtwöchige Programm wird Ihnen helfen, die überschüssigen Pfunde um Ihren Bauch herum ein für allemal loszuwerden. Keine raffinierten Diättricks, kein elektronischer Schnickschnack oder Wunderpillen – wir haben lediglich einen einfachen, natürlichen und sättigenden Ernährungsplan samt Trainingsprogramm aufgestellt, mit dem Sie nachhaltige Erfolge erzielen werden. Sobald der Kalorienverbrauch höher ist als die Kalorienaufnahme, muss der Körper das gespeicherte Fett zur Energiegewinnung heranziehen. Wenn Sie noch heute Ihre Ernährung verändern und mit den Workouts beginnen, können Sie in den nächsten acht Wochen bis zu einem Kilo pures Fett pro Woche verlieren.

Ihr Fettverbrennungs-Workout

Sie trainieren Ihren Körper mit drei verschiedenen Workouts pro Woche (siehe Tabellen auf der nächsten Seite). Dadurch wird sichergestellt, dass Ihre Muskeln sich nicht so schnell an die Übungszyklen gewöhnen und daher härter arbeiten müssen, um sich entsprechend anzupassen. Außerdem beschleunigt dies den Stoffwechsel, sodass Sie mehr Kalorien zwischen den Workouts verbrennen.

- **Montags-Training:** Machen Sie von jeder Übung zehn Wiederholungen (das ist ein Satz) in Form eines Zirkeltrainings, d.h., dass Sie von jeder Übung einen kompletten Satz ausführen und erst dann erneut bei Übung eins starten. Sie beginnen mit einem Aufwärmzirkel, bei dem Sie die Hälfte oder maximal zwei Drittel der Gewichte benutzen, die Sie in den Arbeitszirkeln verwenden. Anschließend führen Sie je nach Erfahrung, Fitness-Zustand und verfügbarer Zeit zwei oder drei Zirkel durch. Wenn Sie Anfänger sind, sollten Sie in der ersten Woche ein bis zwei Zirkel versuchen und sich allmählich auf drei Zirkel steigern.
- **Mittwochs-Training:** Machen Sie von jeder Übung 15 Wiederholungen in Form eines Zirkeltrainings. Sie beginnen mit einem Aufwärmzirkel, bei dem Sie die Hälfte oder maximal zwei Drittel der Gewichte benutzen, die Sie in den Arbeitszirkeln verwenden. Anschließend führen Sie einen Arbeitssatz durch. Zum Abschluss steht das Aerobic-Training (siehe Kasten auf Seite 41) auf dem Programm.
- **Freitags-Training:** Machen Sie von jeder Übung zehn Wiederholungen. Sie beginnen mit einem Aufwärmzirkel, bei dem Sie die Hälfte oder maximal zwei Drittel der Gewichte benutzen, die Sie in den Arbeitszirkeln verwenden. Anschließend führen Sie hintereinander drei Sätze von jeder Übung durch, bevor Sie mit der nächsten Übung fortfahren.

Stretching-Grundlagen

Sie sollten sich vor dem Training dehnen und vor dem Dehnen aufwärmen. Zum Aufwärmen können Sie zehn Minuten lang einen Fahrrad- oder Lauftrainer benutzen (in gemäßigtem Tempo). Wenn Ihre Muskeln aufgewärmt sind, beginnen Sie mit den Dehnübungen (fünf bis zehn Minuten). Konzentrieren Sie sich dabei auf die Körperbereiche, die Sie anschließend trainieren wollen. Sie können Muskelkater vermeiden, indem Sie sich nach Ihrem Workout mit leichten Aerobic-Übungen fünf Minuten lang abkühlen und anschließend noch fünf bis zehn Minuten ein leichtes Stretching absolvieren.

Grundlagen des Gewichthebens

Wenn Sie noch nie Gewichte gehoben haben, können Sie anhand des Trial-and-Error-Prinzips herausfinden, welche Gewichte in welcher Übung für Sie geeignet sind. Bitte Woche für Woche um rund zehn Prozent steigern.

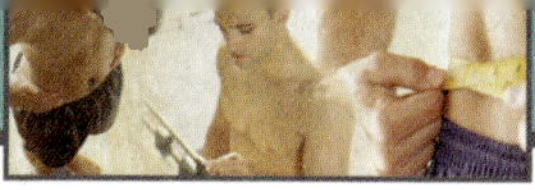

Montags-Training

Übungen	Wiederholungen
Langhantel-Squat (S. 89)	10
Langhantel-Bankdrücken (S. 71)	10
Farmergang auf Zehenspitzen (S. 93)	10
Ausfallschritt – 45 Grad (S. 87)	10
Sitzendes Rudern mit Weitgriff (S. 62)	10
Gymnastikball-Crunch (S. 79)	10

Mittwochs-Training

Übungen	Wiederholungen
Beindrücken (S. 84)	15
Good Morning (S. 94)	15
Langhantel-Bankdrücken mit Weitgriff (S. 71)	15
Latzug mit Handtuch (S. 77)	15
Liegendes Kurzhantelrudern – 45 Grad (S. 61)	15
Handtuch-Crunch (S. 80)	15

Freitags-Training

Übungen	Wiederholungen
Kurzhantel Split Squat (S. 89)	10
Rumänischer Deadlift (S. 67)	10
Schulterdrücken mit Drehung (S. 56)	10
Liegestütz-Brücke (S. 83)	10
Einarmiger Latzug (S. 77)	10

AEROBIC-TRAINING

Sie sollten die Aerobic-Übungen nicht lange, langsam und stetig, sondern erst sehr intensiv und anschließend ein bis zwei Minuten in gemäßigtem Rhythmus durchführen. Machen Sie dieses Herz-Kreislauf-Workout ein- bis dreimal pro Woche.

- Suchen Sie sich nach dem Gewichtheben ein- bis dreimal pro Woche ein Aerobic-Training aus, das Ihnen gefällt (Laufen, Rudern, Fahrradfahren etc.).
- Wärmen Sie sich fünf Minuten lang auf, indem Sie das Training sehr gemäßigt ausführen, und steigern Sie sich dann allmählich auf 50 Prozent Ihrer Maximalleistung.
- Führen Sie das Training 15 Sekunden mit voller Intensität durch.
- Erholen Sie sich zwei Minuten und machen Sie dann mit der Intensität weiter, mit der Sie Ihre Aufwärmphase beendet haben.
- Beginnen Sie mit dem nächsten Intervall und führen Sie insgesamt sechs bis zehn Intervalle durch.
- Nach der letzten zweiminütigen Erholungspause sollten Sie die abschließende Phase drei Minuten lang mit noch geringerer Intensität durchführen.

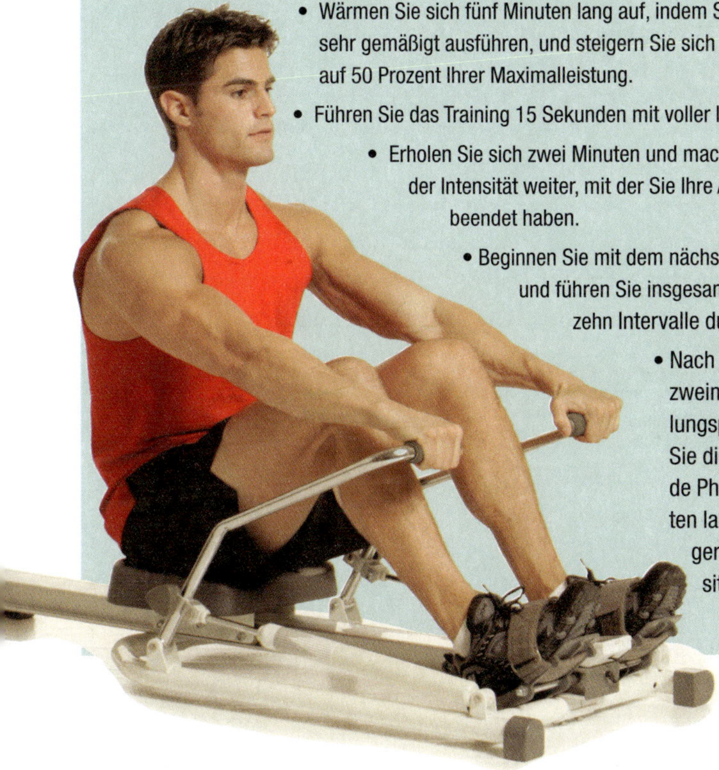

Das 15-Minuten-Workout

Heben – Springen – Heben

Durch nichts wird Fett so schnell und so effizient verbrannt wie durch ein intensives Zirkeltraining aus kombinierten Herz-Kreislauf- und Gewichthebe-Elementen. Schon durch eine einfache Seilspringeinheit, die Sie dem Workout hinzufügen, können Sie den Erfolg maximieren – mit zehn Minuten Seilspringen werden so viele Kalorien verbrannt wie in 30 Minuten Joggen. Entstauben Sie also Ihr altes Springseil und probieren Sie es – die Pfunde werden schneller dahinschmelzen, als Sie mitzählen können.

Kurzhantel-Deadlift

Zielbereiche: Gesäßmuskeln, hintere Oberschenkelmuskulatur, Quadrizeps

1. Sie stellen sich mit schulterbreitem Fußabstand aufrecht hin, greifen ein Paar Kurzhanteln im Übergriff und halten sie neben Ihrem Körper.
2. Beugen Sie Ihre Knie und Hüften – nicht aber Ihren Rücken – und gehen Sie in die Hocke, bis Ihre Oberschenkel parallel zum Boden stehen.
3. Stellen Sie sich wieder aufrecht hin, wobei Sie Ihre Hüften nach vorn stoßen und Ihre Schultern zurückziehen. Wiederholen Sie die Übung.

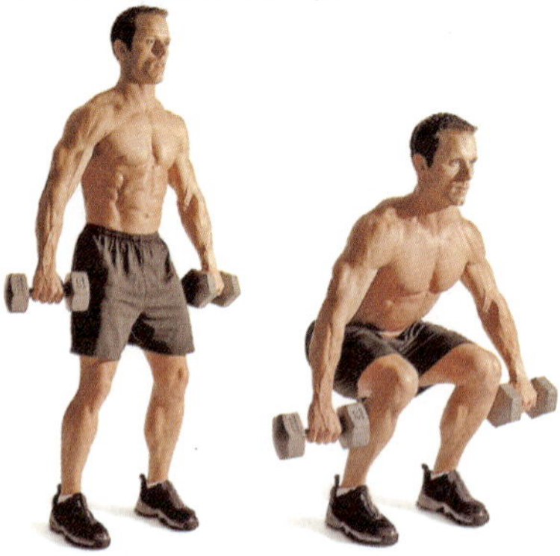

DURCHFÜHRUNG DES WORKOUTS

Nehmen Sie für den Deadlift Hanteln, die Sie höchstens achtmal heben können, und machen Sie sechs Wiederholungen. Springen Sie direkt danach (ohne Pause) 45 Sekunden lang Seil. Anschließend machen Sie den Push-Press, gefolgt von erneutem Seilspringen (45 Sekunden). Führen Sie drei weitere Zirkel durch und verringern Sie das Gewicht bei jedem Mal um 20 Prozent. Absolvieren Sie die vier Zirkel in 15 Minuten.

Push-Press

Zielbereiche: Deltamuskeln, Trizeps

1. Stellen Sie sich mit schulterbreitem Fußabstand und leicht gebeugten Knien aufrecht hin. Halten Sie die Kurzhanteln dabei in Höhe Ihres Kinns, als wollten Sie die Hanteln gerade weiter nach oben drücken.
2. Beugen Sie Ihre Knie leicht, um Ihren Körper nach unten zu führen, und drücken Sie dann Ihren Körper nach oben und gleichzeitig die Hanteln über Ihren Kopf. Halten Sie Ihren Oberkörper dabei die ganze Zeit gerade.
3. Führen Sie die Hanteln in die Ausgangsposition herab. Wiederholen Sie die Übung.

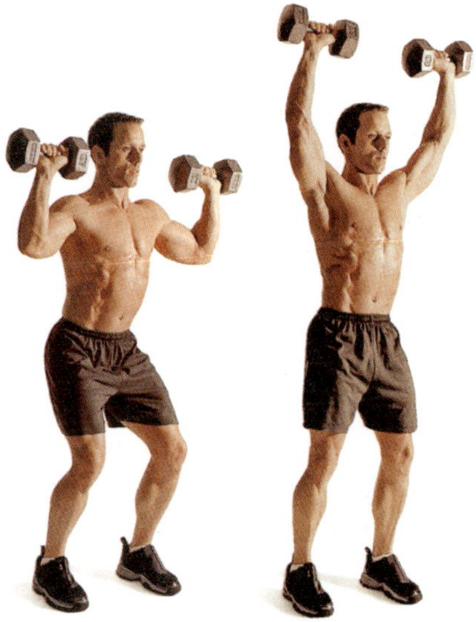

SPRINGEN WIE EIN PROFI

Klar, Ihre Schwester war als Kind ganz wild aufs Seilspringen, aber in Wirklichkeit ist es gar nicht so leicht, wie Sie denken. Um das Beste aus dieser Herz-Kreislauf-Übung herauszuholen, benötigen Sie etwas Geschick und Erfahrung. Hier einige Tipps:

- Verlagern Sie Ihr Gewicht auf die Fußballen und halten Sie Ihre Knie leicht gebeugt. Springen Sie höchstens ein paar Zentimeter hoch. Halten Sie Ihren Körper gerade – Augen nach vorn, Ellenbogen eng am Körper – und machen Sie kleine Kreisbewegungen aus den Handgelenken.
- Stoßen Sie sich beim Springen mit den Fußballen vom Boden ab, die Zehen sind dabei nach unten gerichtet. Der Sprung sollte aus den Fußgelenken, Waden, Knien und Hüften kommen.
- Landen Sie weich, indem Sie den Aufprall über Ihre Fußgelenke, Knie und Hüften abfedern. Der Bodenkontakt sollte so kurz wie möglich sein; berühren Sie den Boden nicht mit Ihren Fersen. Springen Sie nicht doppelt auf, das wäre zu leicht.

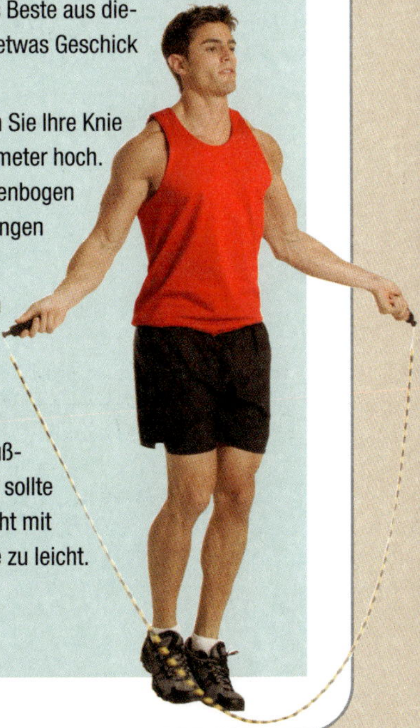

Das 15-Minuten-Workout

Rettungsringe loswerden

Mit diesem effektiven Workout werden Sie endlich diese hartnäckigen Rettungsringe in Ihrer Körpermitte los. Machen Sie das Workout dreimal pro Woche, die Variationen kommen am zweiten und dritten Tag dazu. Mit den Variationen wird erreicht, dass Sie Ihre Muskeln jedes Mal in leicht veränderter Form beanspruchen, damit Sie sich noch mehr anstrengen müssen und jede Faser Ihres Körpers stärken – das ist der Schlüssel zur Vermeidung von Sportverletzungen. Führen Sie das Training in Zirkelform durch und machen Sie keine Pause zwischen den einzelnen Übungen. Absolvieren Sie insgesamt vier Zirkel und erholen Sie sich nach jedem Zirkel 60 Sekunden lang.

Golf-Squat

Zielbereiche: Gesamter Unterkörper, Deltamuskeln

1. Tag: Halten Sie eine 9-kg-Hantel mit beiden Händen und ausgestreckten Armen gerade vor Ihrem Körper, die Oberarme drücken Sie dabei seitlich an Ihre Brust. Gehen Sie mit aufrechtem Oberkörper in die Hocke, bis Ihre Oberschenkel parallel zum Boden stehen, und bleiben Sie eine Sekunde in dieser Haltung. Danach erheben Sie sich wieder in die stehende Position, drehen dabei Ihren Oberkörper nach links und heben die Hantel mit gestreckten Armen über Ihren Kopf, als würden Sie einen Golfschläger schwingen. Führen Sie das Gewicht dann nach unten und kehren Sie dabei in die Ausgangsposition zurück. Wiederholen Sie die Übung zur rechten Seite. Machen Sie auf jeder Seite 15 Wiederholungen.

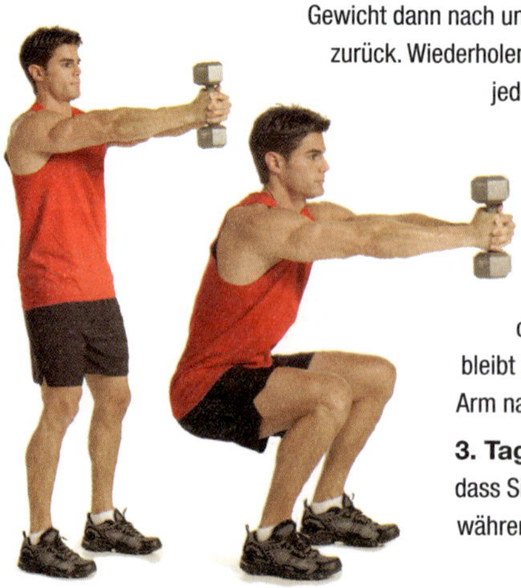

2. Tag: Machen Sie die gleiche Bewegung, jetzt aber mit einer leichten Kurzhantel in jeder Hand. Wenn Sie sich erheben, um die Linksdrehung auszuführen, bleibt Ihr rechter Arm unten, während Sie Ihren linken Arm nach oben führen. Wenn Sie sich nach rechts drehen, bleibt Ihr linker Arm unten, während Sie Ihren rechten Arm nach oben führen.

3. Tag: Gleiche Ausführung wie am zweiten Tag, nur dass Sie einen Arm waagerecht gegen Ihre Brust führen, während Sie den anderen Arm anheben.

Weitsprung

Zielbereich: Gesamter Unterkörper

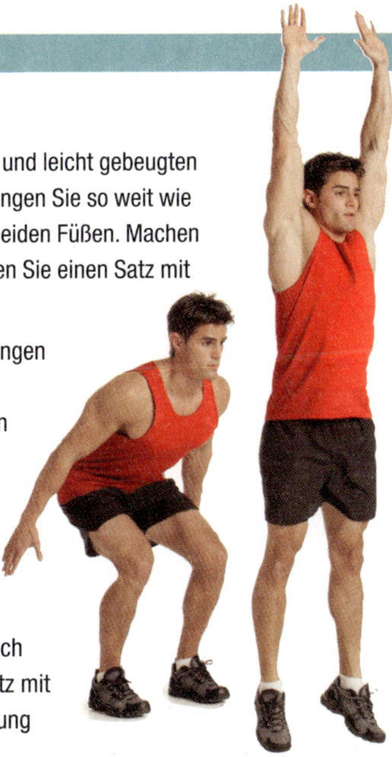

1. Tag: Stellen Sie sich mit schulterbreitem Fußabstand und leicht gebeugten Knien aufrecht hin. Gehen Sie leicht in die Hocke und springen Sie so weit wie möglich nach vorn. Landen Sie mit federnden Knien auf beiden Füßen. Machen Sie eine kurze Pause und springen Sie dann erneut. Führen Sie einen Satz mit zehn Wiederholungen durch.

2. Tag: Springen Sie rund 60 Zentimeter nach vorn. Springen Sie erneut in dem Moment, in dem Ihre Zehen den Boden berühren. Führen Sie einen Satz mit zehn Wiederholungen durch.

3. Tag: Wie am ersten Tag, nur dass Sie nach jedem Weitsprung leicht in die Hocke gehen, mit einer explosiven Bewegung in die Luft springen und dabei mit beiden Händen hoch über Ihren Kopf greifen. Landen Sie mit federnden Knien und springen Sie dann erneut nach vorne (wie in der Abbildung gezeigt). Führen Sie einen Satz mit zehn Weitsprüngen durch, wobei Sie nach jedem Weitsprung einen Hochsprung machen.

Liegestütz mit Gymnastikball

Zielbereiche: Pectoralis, Trizeps, vordere Deltamuskeln, Stabilisierungsmuskeln der Körpermitte

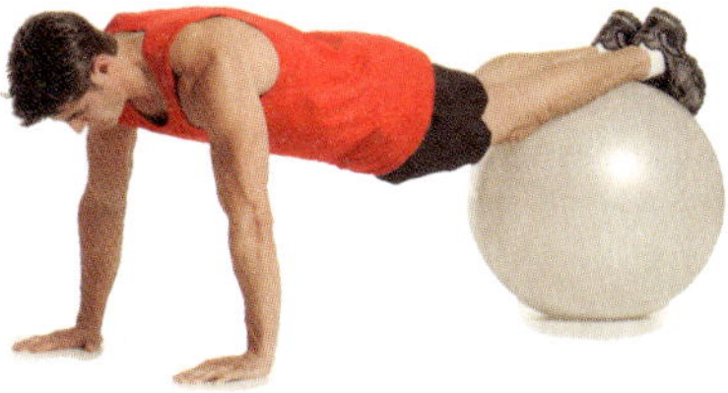

1. Tag: Gehen Sie in die Liegestütz-Position, Schienbeine auf einem Gymnastikball, Hände auf dem Boden. Machen Sie 20 normale Liegestütze.

2. Tag: Gleiche Ausführung wie am ersten Tag, nur dass Sie jetzt ein Bein vom Gymnastikball herunternehmen und zehn Liegestütze machen. Anschließend wechseln Sie das Bein und machen erneut zehn Liegestütze.

3. Tag: Gleiche Ausführung wie am ersten Tag, nur dass Sie jetzt Ihre Hände weiter außen positionieren, sodass der Abstand zwischen ihnen um etwa 15 Zentimeter vergrößert wird.

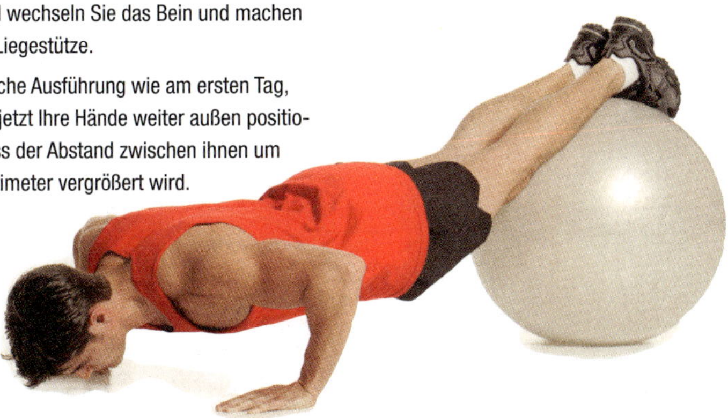

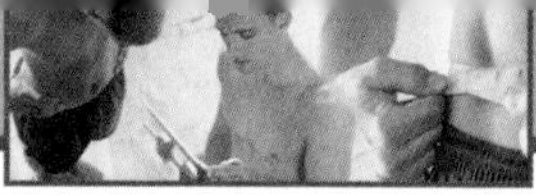

Wieder in Form kommen

Nehmen Sie ein Maßband und messen Sie Ihren Taillenumfang auf Bauchnabelhöhe. Ziehen Sie jetzt den Bauch ein, bis der Umfang fünf Zentimeter weniger beträgt. So weit kommt ein durchschnittlicher Mann mit diesem Programm. Wenn Sie es bis jetzt noch nie geschafft haben, ein Workout durchzuhalten – hier ist Ihre Chance, die überflüssigen Pfunde loszuwerden.

Konkretisieren Sie Ihre Ziele

Was machen die meisten von uns als Erstes, um wieder in Form zu kommen? Wir werden Mitglied in einem Sportstudio, kaufen uns ein teures Trainingsgerät oder engagieren sogar für teures Geld einen Personal Trainer. Und das alles, bevor wir uns überlegt haben, was wir eigentlich erreichen wollen. Als Erstes müssen Sie herausfinden, welche Ziele Sie verfolgen – je spezifischer Ihre Ziele sind, desto wahrscheinlicher ist es, dass Sie konzentriert darauf hinarbeiten und sie schließlich auch erreichen. Sagen Sie nicht: «Ich möchte in Form kommen und abnehmen», sondern formulieren Sie ganz konkrete Zahlen: Taillenumfang um fünf Zentimeter verringern oder vier Kilo abnehmen. Wenn Sie das festgelegt haben, besteht der nächste Schritt darin, sich einen Zeitrahmen zu setzen, in dem Sie Ihre Vorgabe erreichen wollen. Nehmen Sie sich beispielsweise vor, die fünf Zentimeter oder vier Kilo in sechs bis acht Wochen zu schaffen.

Erstellen Sie einen Plan

Denken Sie daran: Jede Übung ist für etwas gut, aber nicht jede Übung ist gut für alles. Wollen Sie Ihren Taillenumfang verringern, so sollten Sie Gewichttraining mit Herz-Kreislauf-Übungen und einer Diät kombinieren.

Möchten Sie also ein bisschen Gewicht reduzieren, konzentrieren Sie

	1. Woche	
Übungen	**Gewicht kg**	**Wiederholungen**
Kurzhantel-Squat (S. 88)	7	15
Einarmiges Rudern (S. 59)	9	15
Liegestütz (S. 72)	Körper	15
Schulterdrücken (S. 56)	7	12

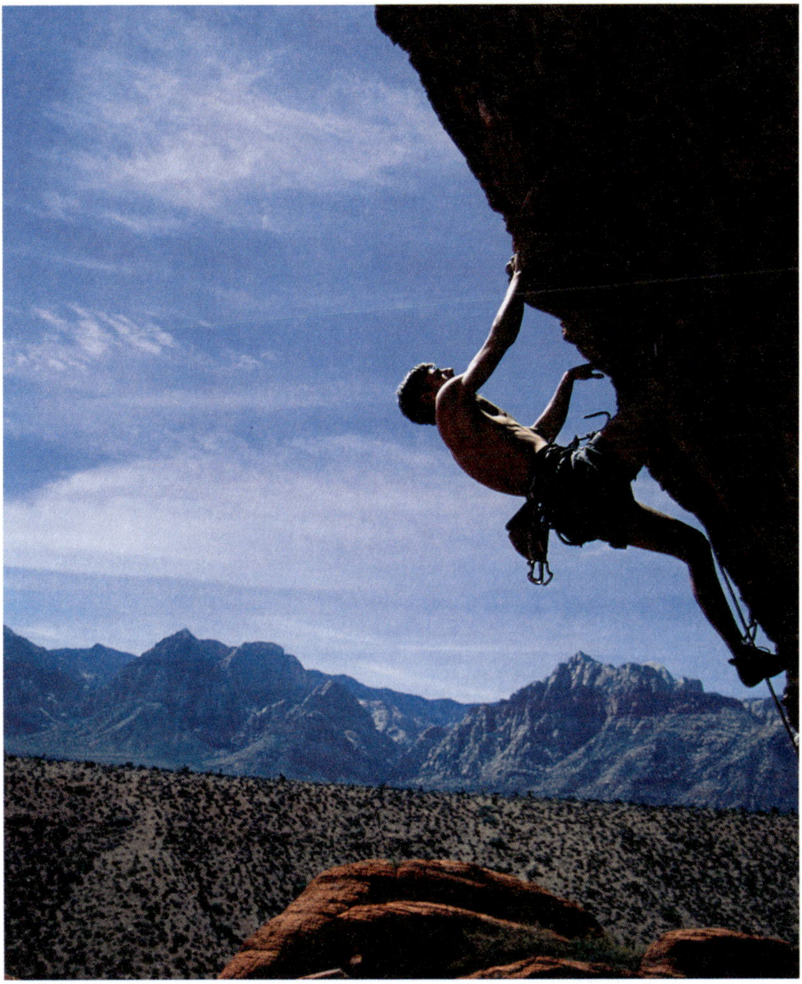

	2. Woche		3. Woche	
	Gewicht kg	Wiederholungen	Gewicht kg	Wiederholungen
	9	12	9	12
	11	12	11	12
	Körper	20	Körper	20
	9	12	9	12

	4. Woche	
Übungen	Gewicht kg	Wiederholungen
Kurzhantel-Step-up (S. 91)	7	12
Einarmiges Rudern (S. 59)	11	12
Liegestütz in Schräglage (S. 73)**	Körper	12
Schulterdrücken (S. 56)	9	12

** Machen Sie in der 4. Woche normale Liegestütze (S. 72)

	7. Woche	
Übungen	Gewicht kg	Wiederholungen
Ausfallschritt mit Kurzhanteln (S. 86)	7	8
Einarmiges Rudern (S. 59)	18	8
Kurzhantel-Bankdrücken (S. 70)	13,5	10
Schulterdrücken (S. 56)	11	10

sich hauptsächlich auf Ihre Ernährung und auf das Aerobic-Training. Wollen Sie jedoch größere Fettmengen loswerden, dann ist eine Diät der schnellere Weg: Wenn Sie 1,5 Kilometer walken oder laufen, verbrennen Sie rund 100 Kalorien. Um ein einziges Pfund Fett zu verlieren, müssen Sie 3500 Kalorien verbrennen. Das entspricht 56 Kilometern. Angesichts dessen geht das Puten-Sandwich doch schon viel leichter runter, nicht wahr?

Wenn Sie Ihre Körperkraft erhöhen wollen, sollten Sie in ein Sportstudio gehen. Außerdem sollten Sie zu große Kaloriendefizite und zu viele Aerobic-Übungen vermeiden. Beides kann Ihren Testosteronspiegel senken, wodurch der Muskelaufbau erschwert wird. Geht es Ihnen darum, sich für eine bestimmte Sportart fit zu machen, sollten Sie vor allem die speziellen Bewegungen und die Ausdauerform trainieren, die dafür erforderlich sind. Für Basketball beispielsweise brauchen Sie schnelle Antritte, ein ruhiges Langlauftraining wäre in diesem Fall also keine glückliche Wahl.

Beginnen Sie mit halber Kraft

In der ersten Woche sollten Sie im Vergleich zu Ihrem früheren Training (wenn Sie früher trainiert haben) nur halb so intensiv trainieren.

Trainieren Sie mit der Hälfte der Gewichte. Walken oder laufen Sie nur die halbe Strecke. Nach ein paar Wochen geraten Sie eventuell in die

5. Woche		6. Woche	
Gewicht kg	Wiederholungen	Gewicht kg	Wiederholungen
9	10	11	8
13,5	10	16	8
Körper	15	Körper	15
9	10	11	8

8. Woche	
Gewicht kg	Wiederholungen
9	8
20	6-8
13,5	10
11	10

Versuchung, bis an Ihre Leistungsgrenze zu gehen. Tun Sie's nicht! Ihre Füße, Knie, Ellenbogen und Schultern sind noch nicht genügend auf diese Belastung vorbreitet, auch wenn sich Ihre Muskeln großartig anfühlen und Sie glauben, wieder so ausdauernd wie früher zu sein. Leider melden sich Ihre Gelenke und Ihr Bindegewebe erst dann, wenn ein Problem auftritt. Sie sollten daher Kilometer, Geschwindigkeit und Gewichte jede Woche höchstens um zehn Prozent steigern. Wenn Sie Ihr Programm im Vergleich zu Ihrem vorherigen Training mit halber Kraft beginnen, können Sie innerhalb eines Monats zwei Drittel Ihrer vorherigen Leistungsfähigkeit erreichen.

Ihr Workout:
Machen Sie jedes Workout zweimal pro Woche. Bei den in den Workout-Tabellen angegebenen Gewichten handelt es sich lediglich um Vorschläge, sie können zu leicht oder zu schwer für Sie sein. Achten Sie jedoch immer darauf, dass Sie sich wirklich von Woche zu Woche zu steigern:

- **1. Woche:** ein Satz von jeder Übung
- **2. Woche:** zwei Sätze
- **3. bis 8. Woche:** drei Sätze

Aerobic-Training

Beenden Sie jedes Gewichte-Workout mit einem intensiven 30-minütigen Herz-Kreislauf-Training. Wählen Sie Ihre bevorzugte Trainingsart: Jogging, Fahrradfahren oder Rudern. Machen Sie an drei weiteren Wochentagen ein 60-minütiges Herz-Kreislauf-Training, das Sie mit etwas geringerer Intensität durchführen; Sie können das Aerobic-Training entweder an einem Stück machen oder es aufteilen, beispielsweise 30 Minuten vor der Arbeit und 30 Minuten nach der Arbeit oder dreimal täglich 20 Minuten.

Das 15-Minuten-Workout

Der einfache Weg zu schlanken Muskeln

Dieses Fettverbrennungs-Workout stellt hohe Anforderungen an Ihre Energiereserven. Das Ergebnis: eine schlanke und athletische Körperform. Sie benötigen nur einen zwei Kilogramm schweren Medizinball und 15 Minuten Zeit. Führen Sie die Übungen hintereinander durch und legen Sie dazwischen jeweils eine Pause von 30 bis 60 Sekunden ein. Machen Sie an drei Tagen in der Woche jeweils drei Zirkel und gönnen Sie sich zwischen den Workouts mindestens einen Erholungstag.

Umgekehrter Ausfallschritt und Drehung mit Ball

Zielbereiche: Gesamter Unterkörper, Bauchmuskeln

1. Sie stellen sich aufrecht hin und halten mit beiden Händen einen Medizinball vor Ihrer Brust. Sie machen mit Ihrem linken Bein einen Schritt nach hinten und gehen mit Ihrem Oberkörper nach unten, bis Ihr rechtes Knie um90 Grad angewinkelt ist und Ihr linkes Knie fast den Boden berührt (Position des umgekehrten Ausfallschritts) – Ihr rechter Unterschenkel sollte dabei senkrecht zum Boden stehen. Jetzt drehen Sie sich nach rechts und lassen den Ball kurz den Boden berühren, indem Sie sich über Ihren rechten Oberschenkel beugen und Ihre Arme ausstrecken.
2. Sie verlagern Ihr Körpergewicht auf das rechte Bein und stoßen sich in die Standposition ab, wobei Sie Ihr linkes Knie an die Brust ziehen.
3. Sie halten das Knie oben, drücken den Ball von Ihrer Brust weg, ziehen ihn dann wieder schnell an Ihre Brust heran und drehen Ihren Oberkörper so weit wie möglich nach links.
4. Kehren Sie in die Ausgangsposition zurück und machen Sie 14 Wiederholungen. Dann wechseln Sie die Seite.

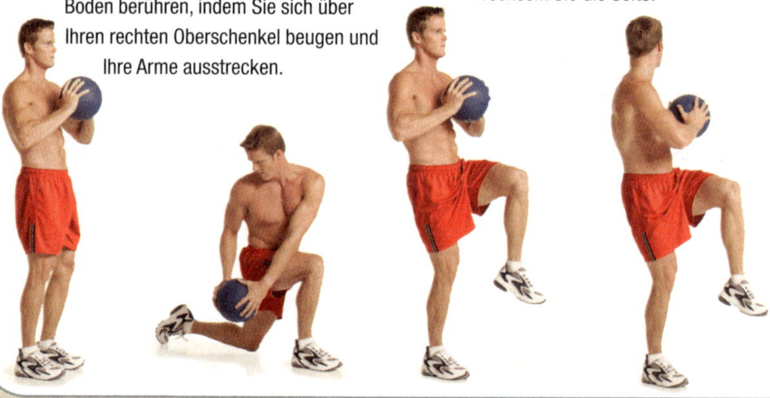

Ballfangen und Drehsprung

Zielbereiche: Gesamter Unterkörper, Bauchmuskeln

1. Sie stellen sich aufrecht hin und halten mit beiden Händen einen Medizinball vor Ihrer Brust. Sie lassen den Ball fallen, gehen in die Hocke und fangen ihn auf, nachdem er aufgeprallt ist.
2. Während Sie den Ball fangen, springen Sie so hoch wie möglich und drehen dabei Ihren Oberkörper um 90 Grad nach links.
3. Wenn Ihre Füße den Boden berühren, lassen Sie den Ball wieder aufprallen, gehen in die Hocke und springen hoch in die Ausgangsposition. Führen Sie die Bewegung jetzt mit einer Rechtsdrehung durch und kehren Sie dann in die Ausgangsposition zurück.

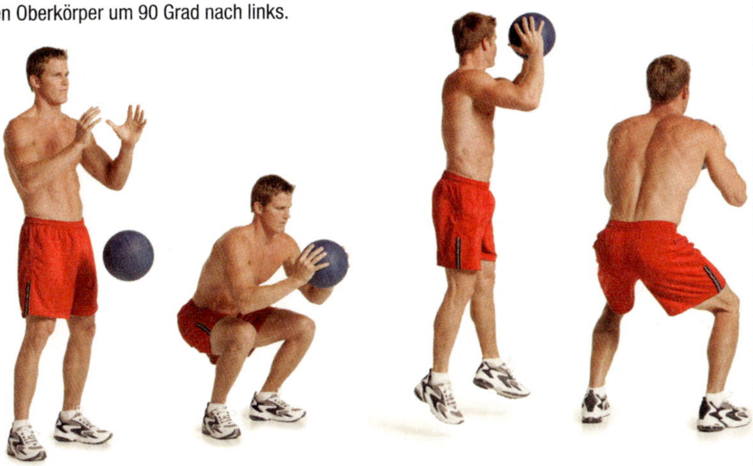

Sit-up mit Medizinball

Zielbereiche: Bauchmuskeln, Hüftbeugemuskel

1. Ausgangslage Rücken, halten Sie einen Medizinball mit ausgestreckten Armen hinter Ihrem Kopf, horizontal in einer Linie mit Ihrem Körper.
2. Heben Sie gleichzeitig Kopf, Brust und rechtes Bein und schwingen Sie Ihre Arme nach vorn, um den Ball zu Ihrem rechten Fuß zu führen. Wenn Ihr Oberkörper in einem 45-Grad-Winkel zum Boden steht, bleiben Sie kurz so.
3. Führen Sie den Ball mit einer Hand an der Hinterseite Ihres rechten Oberschenkels vorbei und übergeben Sie ihn in die andere Hand; dieses Wechseln wiederholen Sie insgesamt zehnmal.
4. Zurück in die Ausgangslage. Anschließend wechseln Sie das Bein und führen die Übung erneut durch. Wiederholen Sie die Bewegung danach mit jedem Bein jeweils noch einmal.

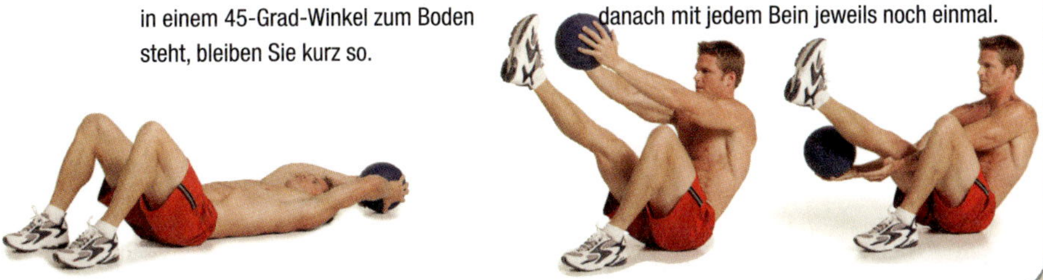

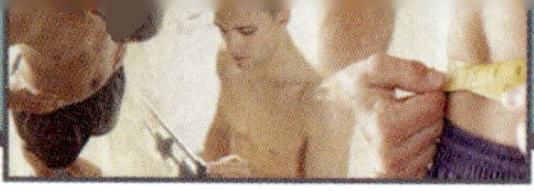

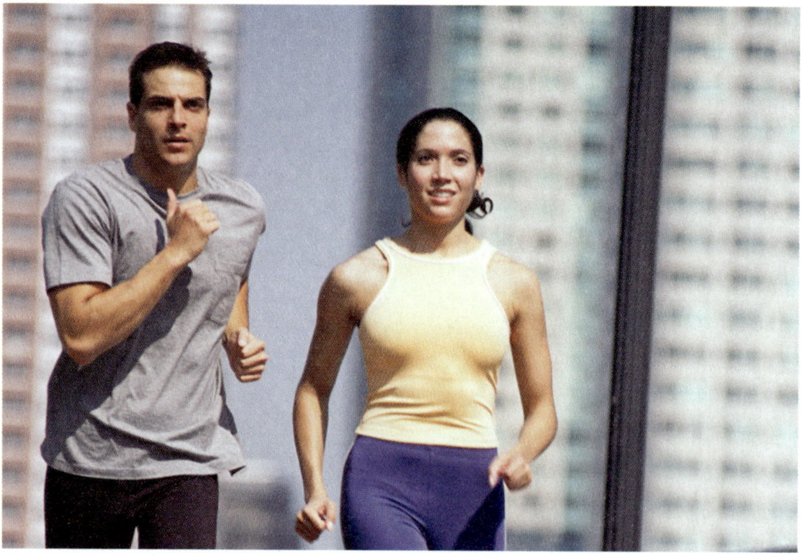

Eine Stunde trainieren – den ganzen Tag lang Fett verbrennen. Was wollen Sie mehr?

Vier-Wochen-Programm zum Abnehmen

In diesem vierwöchigen Programm zur Gewichtsreduktion werden Sie Ihre Muskeln härter denn je trainieren, indem Sie den Schwerpunkt auf Ganzkörperbewegungen legen. Sie drehen sich beim Schulterdrücken, hieven die Langhantel beim Squat hoch und stehen auf einem Bein, während Sie vorgebeugt rudern. Neben der gesteigerten Kalorienverbrennung bei den Übungen bleibt Ihr Stoffwechsel über mehrere Stunden erhöht. Das bedeutet, dass Sie auch noch lange nach dem Workout intensiv Fett verbrennen. Außerdem führen Sie die Übungen direkt nacheinander durch, also ganz ohne oder nur mit sehr kurzer Pause dazwischen. Dadurch werden zahlreiche Hormone ausgeschüttet, die die Fettverbrennung noch effektiver stimulieren. Betrachten Sie dieses Workout als die letzte Mahnung an Ihren Bauch. Es ist an der Zeit, dass das Fett sich vom Acker macht.

Über Ihr Workout

Dieses Programm ist in zwei Ganzkörper-Workouts unterteilt: Workout A und Workout B (siehe Workout-Tabellen auf Seite 54). Führen Sie die beiden Workouts abwechselnd durch und legen Sie jedes Mal einen Erholungstag ein. Sie können beispielsweise am Montag und am Freitag Workout A und am Mittwoch Workout B machen, um in der folgenden Woche montags und freitags Workout B und mittwochs Workout A zu machen. Diesen Rhythmus sollten Sie die gesamten vier Wochen über beibehalten.

- **Workout A:** Die Oberkörper-Workouts sind nicht als durchgehende Sätze, sondern als Supersatz-Paare angeordnet, wobei die Übungen nacheinander ohne Pausen durchgeführt werden müssen. Befolgen Sie dabei die Reihenfolge, die auf der nächsten Seite angegeben ist. Machen Sie zuerst alle Übungen der Gruppe 1 und anschließend alle Übungen der Gruppe 2 usw. Führen Sie jeweils beide Übungen eines Supersatzes ohne Pausen durch.
- **Workout B:** Die ersten beiden Übungsgruppen werden als «Komplexe» bezeichnet. Sie führen die drei Übungen hintereinander durch, ohne die Hantel abzusetzen, was einer Wiederholung entspricht (im zweiten Komplex wird unser Foto-Athlet mit verschiedenen Gewichten für jede Phase gezeigt, da wir die Übungen ursprünglich als Einzelübung fotografiert haben. Wenn Sie die Übungen machen, werden Sie jedoch für jede dasselbe Gewicht benutzen). Bei den Gruppen 3 und 4 handelt es sich um Supersätze wie in Workout A.

Aufwärmsätze

Führen Sie von jeder Übungsgruppe einen Aufwärmsatz durch, bei dem Sie die angegebenen Wiederholungen mit rund 60 Prozent des Gewichts machen, das Sie für Ihre Arbeitssätze benutzen. Verausgaben Sie sich nicht schon bei den Aufwärmsätzen, die nur dazu dienen, Muskeln und Bindegewebe auf das härtere Training vorzubereiten. Durch die Aufwärmsätze verringern Sie das Verletzungsrisiko und erreichen gleichzeitig eine höhere Leistungsfähigkeit.

Bauchmuskelübungen

Machen Sie nach jedem Workout Ihre bevorzugten Bauchmuskelübungen – wir haben auf den Seiten 78 bis 83 eine Auswahl von Crunches und Twists zusammengetragen. Wählen Sie zwei oder drei dieser Übungen aus und machen Sie jeweils zwei bis drei Sätze mit zehn Wiederholungen.

Pausen

Legen Sie nach jedem Supersatz oder Komplex (Dreiersatz) eine Pause von 60 Sekunden ein.

Steigerung

Wenn Sie die maximale Anzahl der in jedem Satz angegebenen Wiederholungen schaffen, sollten Sie das Gewicht, das Sie für die jeweiligen Übungen verwenden, um fünf bis zehn Prozent erhöhen.

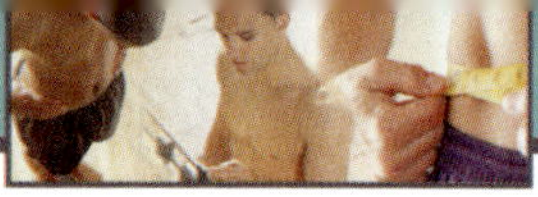

Workout A

	Übungen	Wiederholungen
Gruppe 1	Squat-Drücken (S. 57)	5–7
	Beindrücken (S. 84)	15–20
Gruppe 2	Einbeiniges Kurzhantelrudern (S. 58)	4–6
	Kabelrudern (S. 63)	10–15
Gruppe 3	Rumänischer Deadlift (S. 67)	5–7
	Liegender Bein-Curl (S. 85)	10–12
Gruppe 4	Liegestütz mit Gymnastikball (S. 74)	6–8
	Langhantel-Bankdrücken (S. 71)	10–12
Gruppe 5	Kurzhantelsprung (S. 92)	5–6
	Ausfallschritt – 45 Grad (S. 87)	10–12
Gruppe 6	Schulterdrücken mit Drehung (S. 56)	6–10
	Latzug (S. 76)	10–12

Workout B

	Übungen	Wiederholungen
Komplex 1	Hang Clean (S. 94)	5–8
	Front-Squat (S. 90)	
	Kurzhanteldrücken (S. 57)	
Komplex 2	Schnappgriff-Shrug (S. 69)	5–8
	Rumänischer Deadlift (S. 67)	
	Vorgebeugtes Rudern (S. 58)	
Gruppe 3	Santana-T-Liegestütz (S. 75)	6–8
	Einarmiger Latzug (S. 77)	10–12
Gruppe 4	Ausfallschritt – 45 Grad (S. 87)	8–10
	Aufrechtes Kurzhantelrudern (S. 63)	8–10

TEIL III

Die Übungen

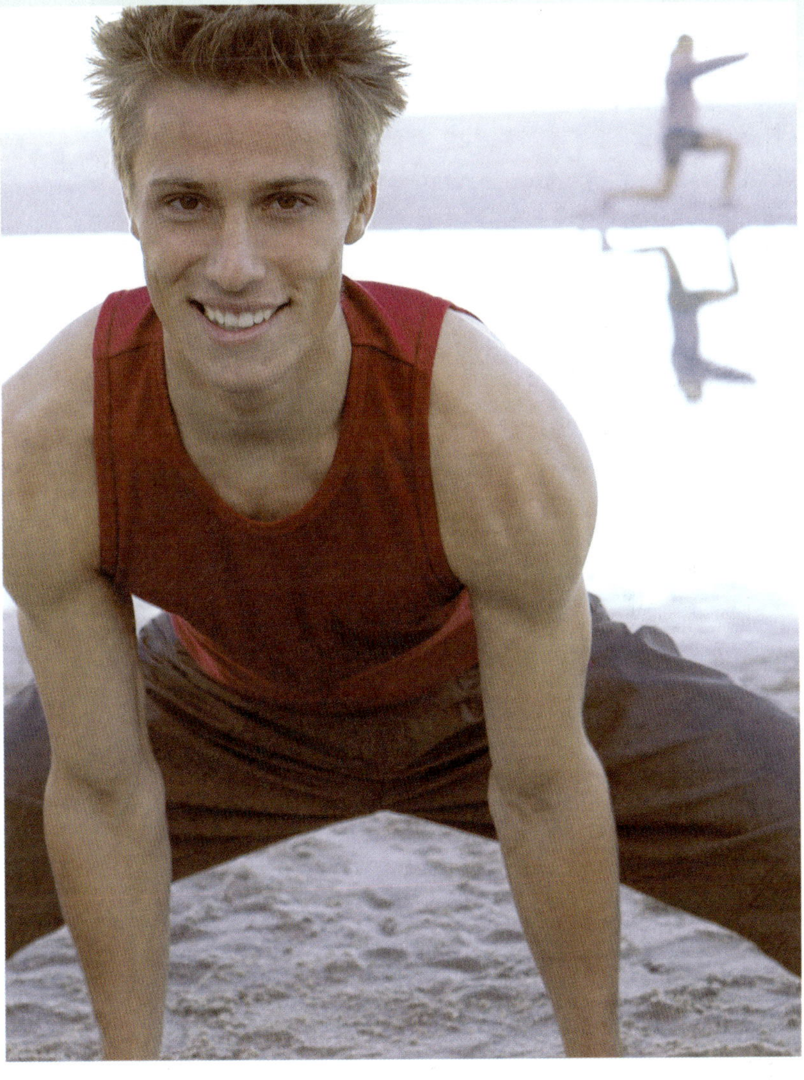

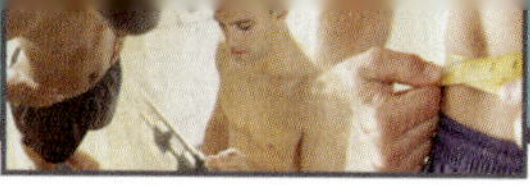

Brust, Rücken und Arme

Bilden Sie schlanke Muskeln mit dieser Auswahl an Oberkörperübungen

SCHULTERDRÜCKEN MIT DREHUNG

■ **Zielbereiche:** Deltamuskeln, Trizeps, Obliquus-Muskeln

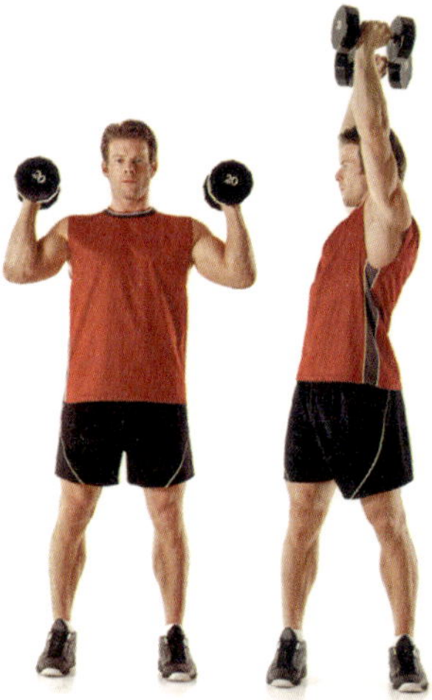

1. Stehen Sie aufrecht und halten Sie ein Paar Kurzhanteln seitlich neben Ihren Schultern, Handflächen zum Körper gerichtet, schulterbreiter Fußabstand.
2. Heben Sie beide Hanteln gerade über Ihre Schultern und drehen Sie Ihren Oberkörper dabei nach rechts.
3. Führen Sie die Gewichte herunter und drehen Sie sich dabei zurück in die Ausgangsposition. Wiederholen Sie die Übung anschließend mit Linksdrehung.
4. Wenn Sie den Satz mit einer ungeraden Zahl an Wiederholungen beenden, beginnen Sie den nächsten Satz mit einer Linksdrehung, ansonsten fangen Sie wieder mit der Rechtsdrehung an.

SCHULTERDRÜCKEN

■ **Zielbereiche:** Deltamuskeln, Trizeps, Unterer Trapezmuskel

1. Setzen Sie sich mit einem Paar Kurzhanteln auf eine Bank. Halten Sie die Hanteln mit angewinkelten Armen seitlich neben Ihren Schulten, Ihre Handflächen zeigen zu Ihrem Körper.
2. Drücken Sie die Hanteln gerade über Ihren Kopf, bleiben Sie kurz in dieser Haltung und führen Sie die Hanteln anschließend langsam in die Ausgangsposition herab.

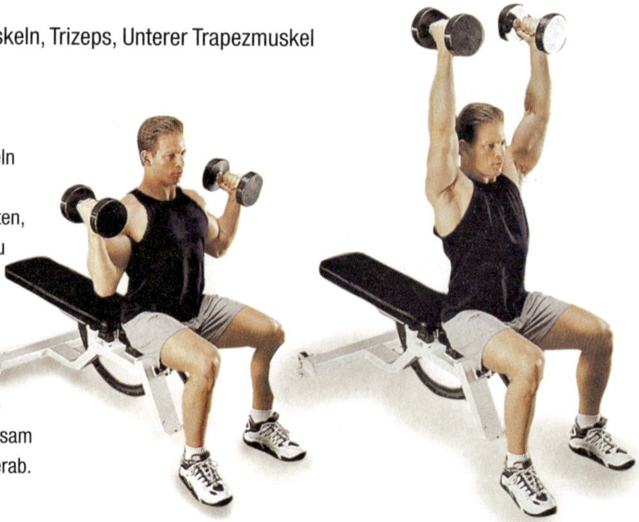

LANGHANTELDRÜCKEN

■ **Zielbereiche:** Deltamuskeln, Trizeps, Unterkörper

1 Nehmen Sie im Obergriff – Handabstand etwas über Schulterbreite – eine Langhantel vom Ständer und legen Sie die Stange in Brusthöhe an.

2 Winkeln Sie Ihre Knie um 30 bis 45 Grad an und strecken Sie sie dann wieder sehr schnell und explosiv, während Sie die Hantel über Ihren Kopf drücken.

3 Führen Sie die Hantel langsam auf Schulterhöhe herab und machen Sie dann sofort die nächste Wiederholung.

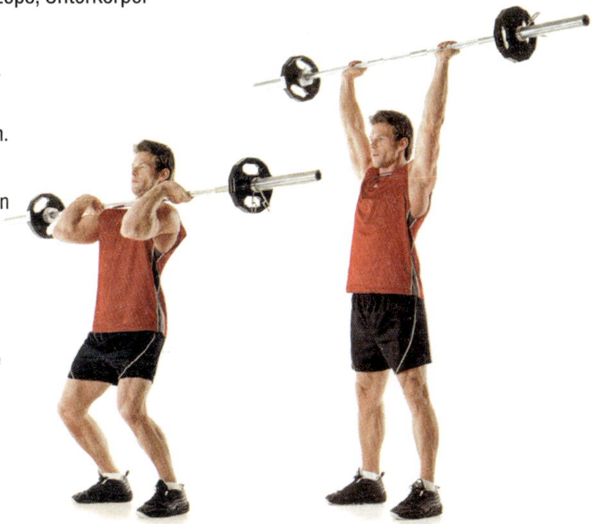

SQUAT-DRÜCKEN

■ **Zielbereiche:** Gesamter Unterkörper, Deltamuskeln, alle Stabilisierungsmuskeln der Körpermitte und des Unterkörpers

1 Halten Sie eine Langhantel im Obergriff, sodass sie bequem auf Ihrem oberen Rückenbereich (nicht auf Ihrem Nacken) aufliegt. Sie halten dabei einen schulterbreiten Fußabstand, Rücken gerade, Augen nach vorn gerichtet.

2 Gehen Sie langsam mit Ihrem Unterkörper in die Hocke, als würden Sie einen Squat machen, dabei halten Sie die Hantel aber in ihrer Ausgangshöhe, indem Sie sie langsam mit den Armen nach oben drücken.

3 Wenn Ihre Oberschenkel parallel zum Boden stehen und Ihre Arme vollständig ausgestreckt sind, bleiben Sie kurz in dieser Haltung und kehren Sie dann wieder in die Ausgangsposition zurück.

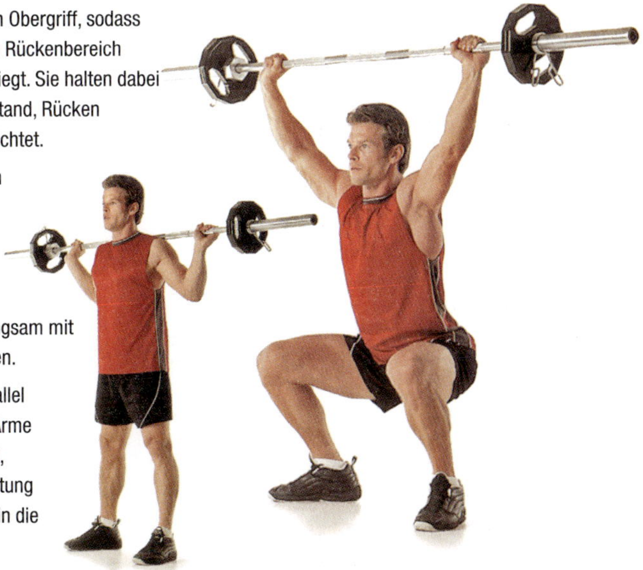

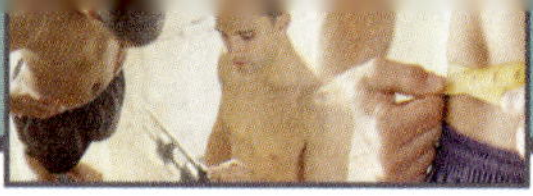

VORGEBEUGTES RUDERN

■ **Zielbereiche:** Trapezmuskeln, Latissimus, hinterer Schulterbereich, Bizeps

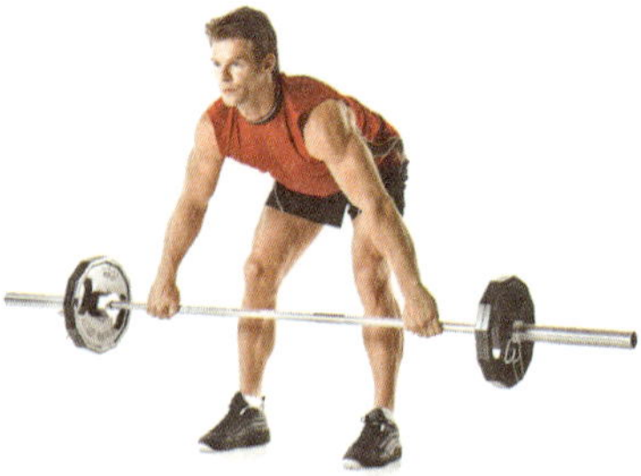

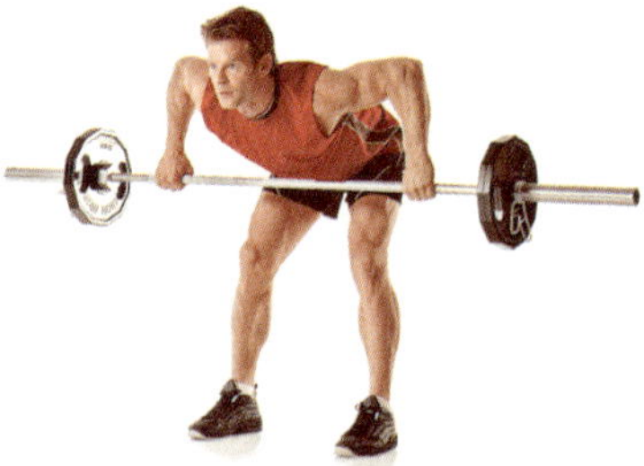

1 Halten Sie eine Langhantel mit nach unten gestreckten Armen im Obergriff; Handabstand etwas größer als Schulterbreite, Fußabstand der Schulterbreite entsprechend, Knie leicht gebeugt. Lehnen Sie sich dann aus den Hüften heraus vor, um Ihren Oberkörper herabzusenken, sodass er ungefähr in einem 45-Grad-Winkel steht. Lassen Sie die Hantel dabei gerade nach unten hängen.

2 Ziehen Sie die Hantel vor Ihrem Oberkörper hoch, bleiben Sie kurz in dieser Position und führen Sie die Hantel anschließend wieder langsam nach unten.

EINBEINIGES KURZHANTELRUDERN

■ **Zielbereiche:** Trapezmuskeln, Latissimus, hinterer Schulterbereich, Bizeps, alle Stabilisierungsmuskeln der Körpermitte, alle Muskeln der Unterschenkel

1 Nehmen Sie ein Paar Kurzhanteln und stellen Sie Ihren linken Fuß vor Ihren rechten Fuß. Sie halten Ihren Rücken gerade und in den Hüften gebeugt, sodass die Kurzhanteln vor Ihrem Körper hängen, die Handflächen zeigen nach innen. Heben Sie Ihren rechten Fuß nach hinten vom Boden.

2 Heben Sie Ihren linken Oberarm so hoch wie möglich, indem Sie Ihren Ellenbogen anwinkeln und Ihr Schulterblatt in die Mitte Ihres Rückens ziehen.

3 Während Sie die Hantel wieder nach unten führen, heben Sie die andere Hantel an – dies entspricht einer Wiederholung. Fahren Sie so abwechselnd fort, bis der Satz abgeschlossen ist.

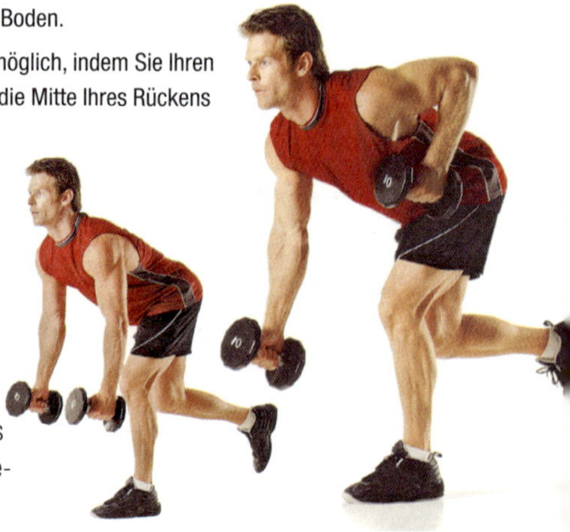

TRAINER-TIPP

Wechseln Sie bei jedem Satz das Bein, das Sie anheben, und den Arm, mit dem Sie beginnen.

EINARMIGES VORGEBEUGTES RUDERN

■ **Zielbereiche:** Trapezmuskeln, hinterer Schulterbereich, Bizeps

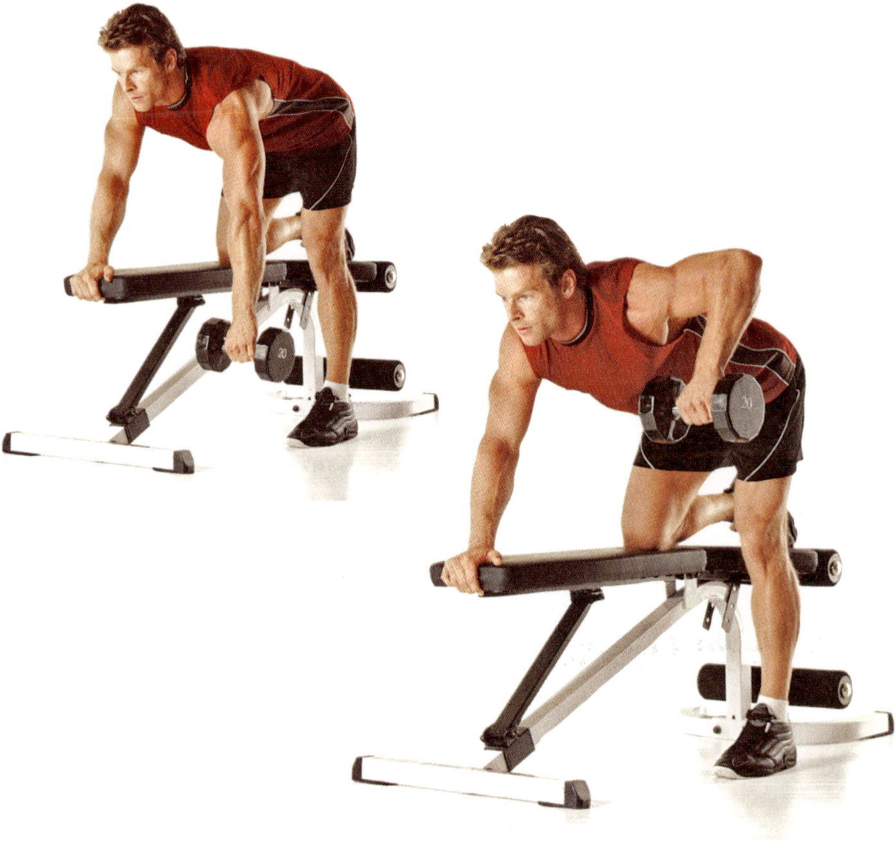

1 Sie halten eine Kurzhantel in Ihrer linken Hand, legen Ihre rechte Hand und Ihr linkes Knie auf eine flache Bank und halten Ihren Rücken gerade und Ihren Oberkörper parallel zum Boden. Lassen Sie Ihren linken Arm gerade aus der Schulter nach unten hängen und drehen Sie die Handfläche so, dass sie zu Ihrem linken Bein zeigt.

2 Heben Sie Ihren linken Oberarm, bis er fast parallel zum Boden steht. Ihr Oberarm sollte sich am obersten Punkt der Bewegung senkrecht zu Ihrem Körper befinden und Ihr Unterarm zum Boden zeigen.

3 Bleiben Sie kurz in dieser Haltung und senken Sie die Hantel anschließend in die Ausgangsposition ab.

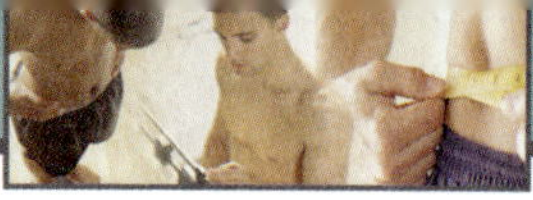

LIEGENDES KURZHANTELRUDERN

■ **Zielbereiche:** Trapezmuskeln, hinterer Schulterbereich, Bizeps

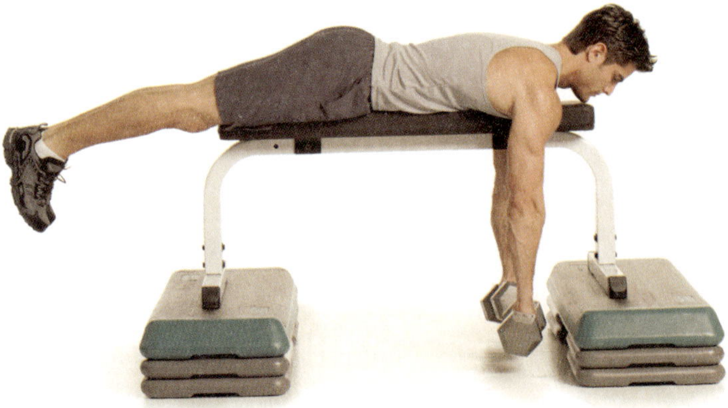

1 Sie legen sich bäuchlings auf eine flache Bank, halten in jeder Hand eine Kurzhantel und lassen diese mit geraden Armen nach unten hängen.

2 Heben Sie die beiden Hanteln seitlich so hoch wie möglich. Bleiben Sie kurz in dieser Haltung und ziehen Sie dabei Ihre Schulterblätter zusammen.

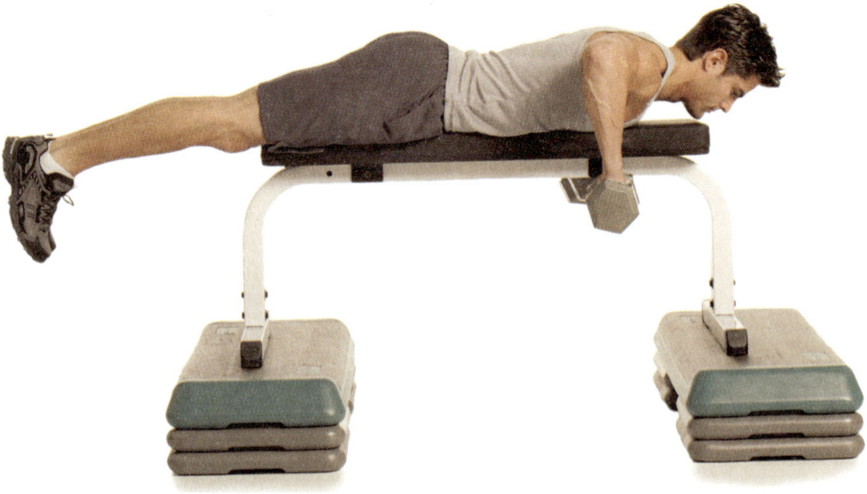

3 Führen Sie die Hanteln nach unten in die Ausgangsposition zurück und wiederholen Sie die Übung.

TRAINER-TIPP

Versuchen Sie, den Bizeps so wenig wie möglich einzuschalten, indem Sie die Hanteln möglichst weit an den Seiten und nicht vor der Brust anheben.

LIEGENDES KURZHANTELRUDERN IM 45-GRAD-WINKEL

■ **Zielbereiche:** Trapezmuskeln, hinterer Schulterbereich, Bizeps

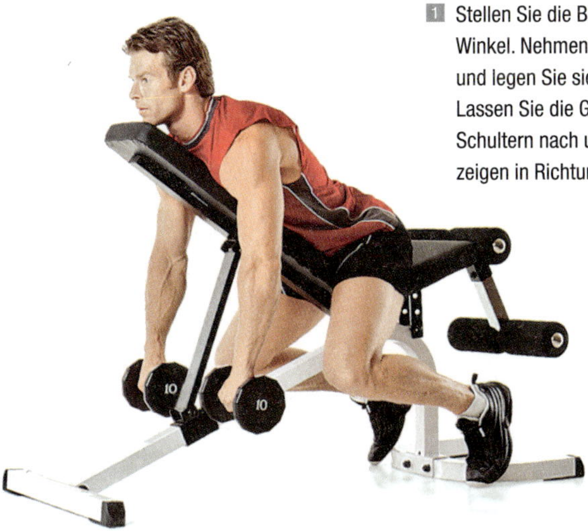

1 Stellen Sie die Banklehne in einen 45-Grad-Winkel. Nehmen Sie in jede Hand eine Kurzhantel und legen Sie sich bäuchlings auf die Bank. Lassen Sie die Gewichte gerade aus Ihren Schultern nach unten hängen; Ihre Handflächen zeigen in Richtung Ihrer Füße.

2 Heben Sie die Hanteln seitlich nach oben, bis Ihre Ellenbogen um etwa 90 Grad angewinkelt sind und Ihre Oberarme fast senkrecht zu Ihrem Oberkörper stehen.

3 Führen Sie die Hanteln langsam in die Ausgangsposition zurück.

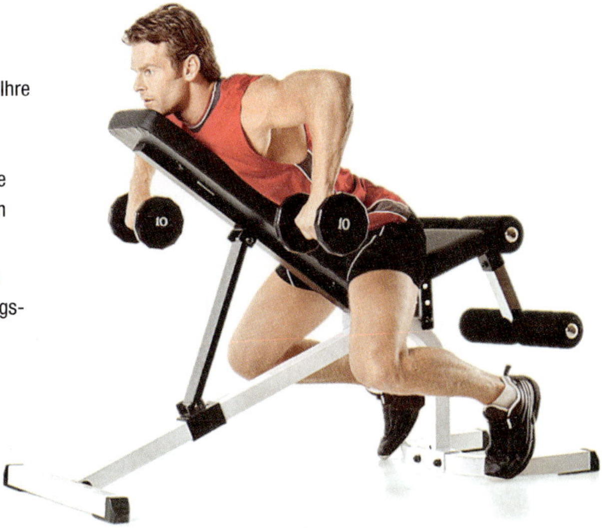

SITZENDES RUDERN MIT WEITEM GRIFF

■ **Zielbereiche:** Trapezmuskeln, hinterer Schulterbereich, Bizeps

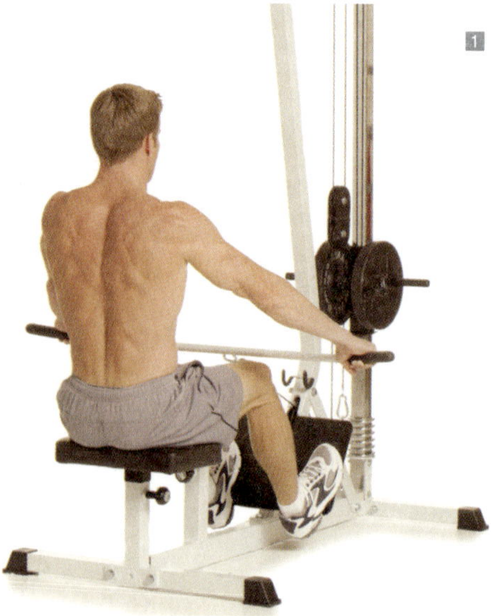

1 Sie bringen eine gerade Griffstange unten am Kabelzug an, stellen Ihre Füße auf die Fußstütze und halten Ihre Knie leicht gebeugt. Sie halten die Griffstange in weitem Obergriff, setzen sich aufrecht hin, sodass Ihr Oberkörper senkrecht zum Boden steht und Ihr unterer Rückenbereich seine natürliche Wölbung beibehält.

2 Ziehen Sie die Griffstange zu Ihrem unteren Brustbereich.

3 Führen Sie die Griffstange langsam in die Ausgangsposition zurück.

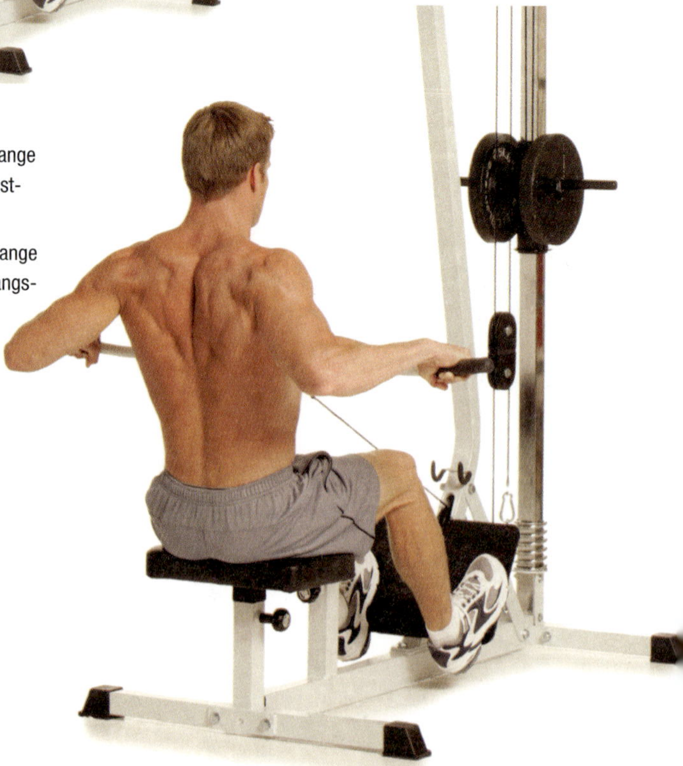

AUFRECHTES KURZHANTELRUDERN

■ **Zielbereiche:** Deltamuskeln, Trapezmuskeln

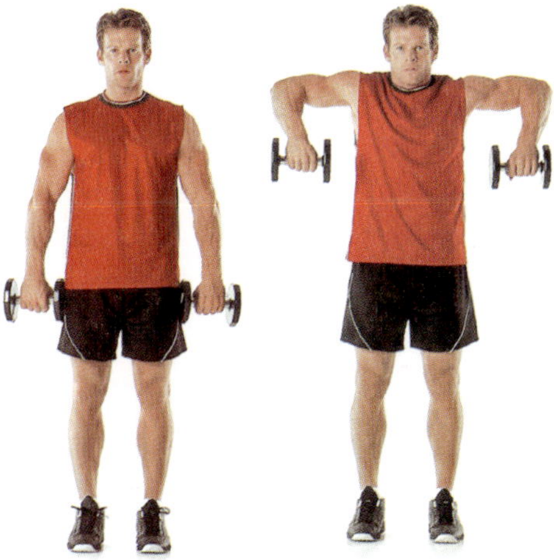

1 Sie halten ein Paar Kurzhanteln im Obergriff, lassen zwischen Ihren Füßen einen Abstand, der Ihrer Schulterbreite entspricht, und beugen Ihre Knie leicht. Lassen Sie die Hanteln seitlich an Ihrem Körper herunterhängen, sodass Ihre Hände sich außen an Ihren Oberschenkeln befinden und Ihre Daumen einander zugewandt sind.

2 Heben Sie Ihre Oberarme an, indem Sie Ihre Ellenbogen beugen und die Hanteln dabei gerade nach oben ziehen, bis Ihre Oberarme parallel zum Boden stehen und die Hanteln sich in Höhe Ihres unteren Brustbereichs befinden.

3 Bleiben Sie kurz in dieser Haltung und kehren Sie dann wieder in die Ausgangsposition zurück.

KABELRUDERN

■ **Zielbereiche:** Latissimus, Trapezmuskeln, hinterer Schulterbereich, Bizeps

1 Sie befestigen eine lange, gerade Griffstange am Kabelzug, setzen sich vor der Maschine auf den Boden und fassen die Stange im Obergriff, Handabstand etwas über Schulterbreite. Halten Sie sich gerade und ziehen Sie Ihre Schultern nach hinten.

2 Ziehen Sie die Griffstange zu Ihrer Körpermitte und lehnen Sie sich dabei nur wenige Zentimeter zurück.

3 Bleiben Sie kurz in dieser Haltung und kehren Sie anschließend langsam in die Ausgangsposition zurück, ohne sich in der Taille oder den Hüften nach vorne zu beugen.

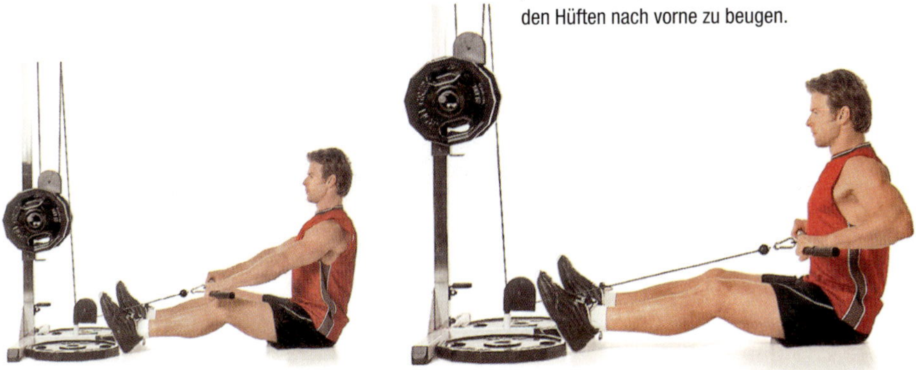

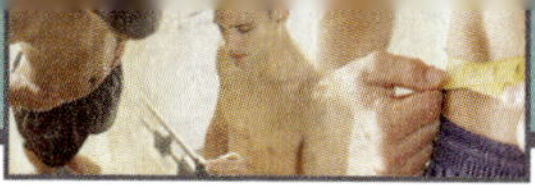

TRIZEPS-EXTENSION

■ **Zielbereich:** Trizeps

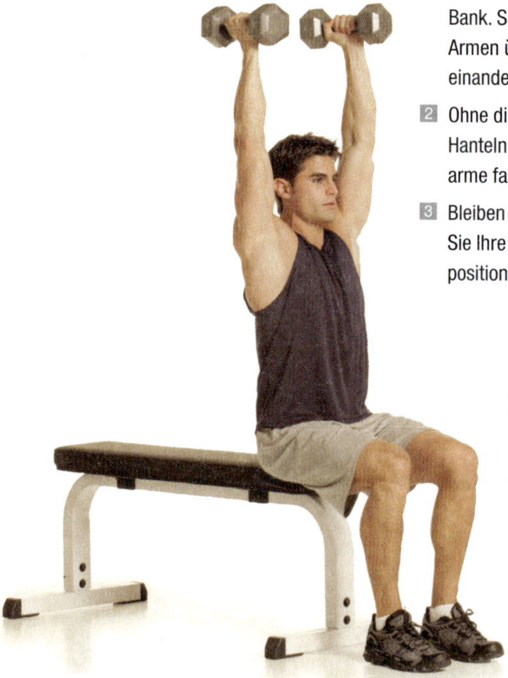

1. Sie nehmen ein Paar Kurzhanteln und setzen sich mit geradem Rücken auf das Ende einer Bank. Sie halten die Hanteln mit ausgestreckten Armen über Ihrem Kopf, wobei Ihre Handflächen einander zugewandt sind.
2. Ohne die Oberarme zu bewegen, führen Sie die Hanteln jetzt hinter Ihren Kopf, bis Ihre Unterarme fast parallel zum Boden stehen.
3. Bleiben Sie kurz in dieser Haltung und strecken Sie Ihre Arme wieder aus, um in die Ausgangsposition zurückzukehren.

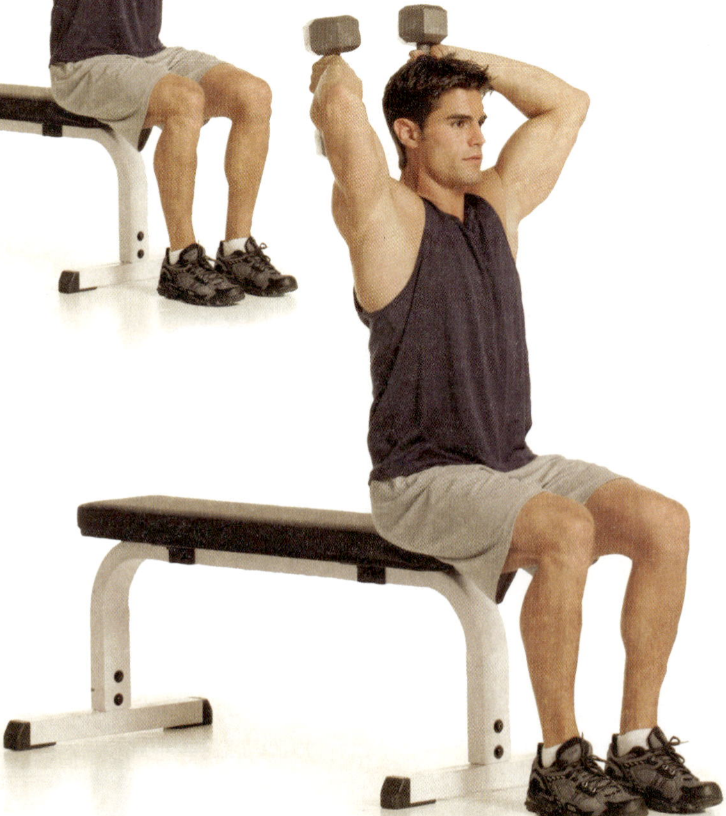

BIZEPS-CURL

■ **Zielbereich:** Bizeps

1. Nehmen Sie in jede Hand eine Kurzhantel und setzen Sie sich auf das Ende einer Bank. Sie lassen Ihre Arme nach unten hängen, wobei Ihre Handflächen Ihrem Körper zugewandt sind.
2. Sie halten Ihre Ellenbogen dicht an Ihrem Körper und winkeln Ihre Arme an, um die Hanteln vor Ihre Brust zu heben, wobei Sie Ihre Handflächen nach vorn drehen.
3. Führen Sie die Hanteln wieder langsam nach unten und halten Sie dem Gewicht die ganze Zeit über stand, bis Ihre Arme wieder vollständig gestreckt sind.

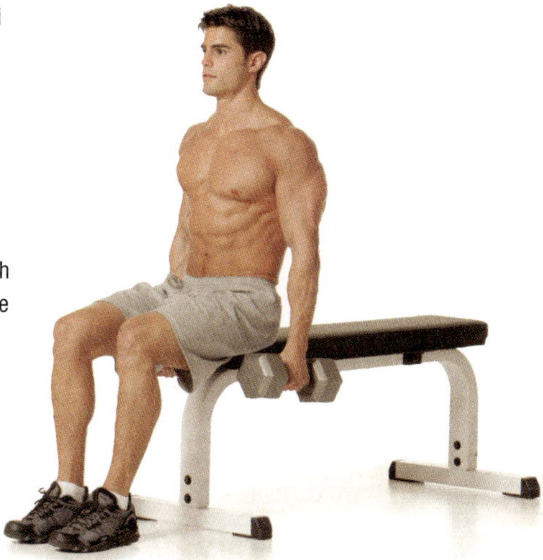

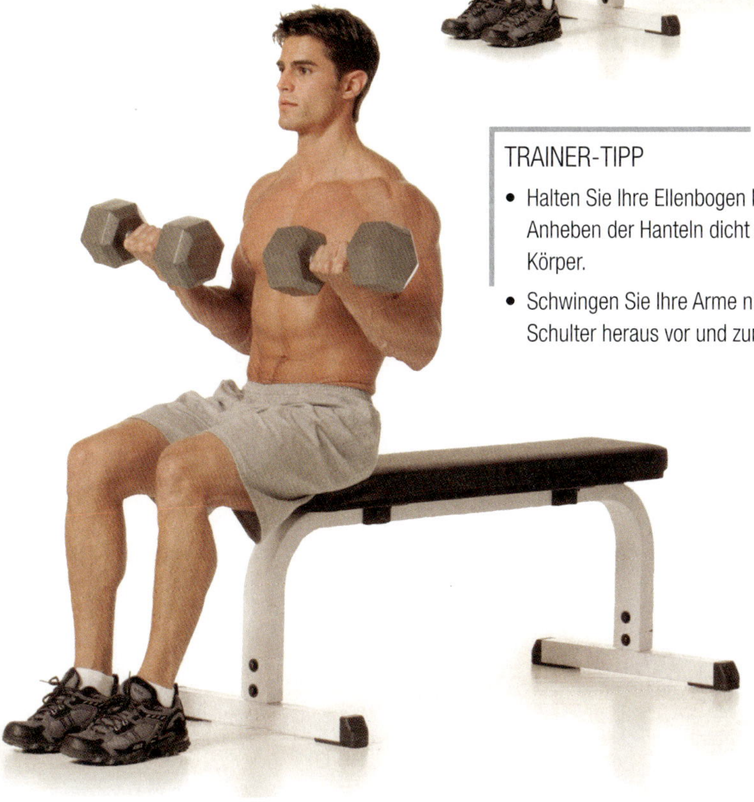

TRAINER-TIPP

- Halten Sie Ihre Ellenbogen beim Anheben der Hanteln dicht an Ihrem Körper.
- Schwingen Sie Ihre Arme nicht aus der Schulter heraus vor und zurück.

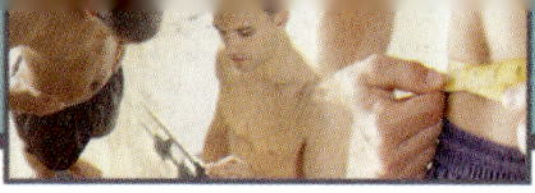

EINBEINIGER DEADLIFT

■ **Zielbereiche:** Hintere Oberschenkelmuskulatur, Gesäßmuskeln, unterer Rückenbereich

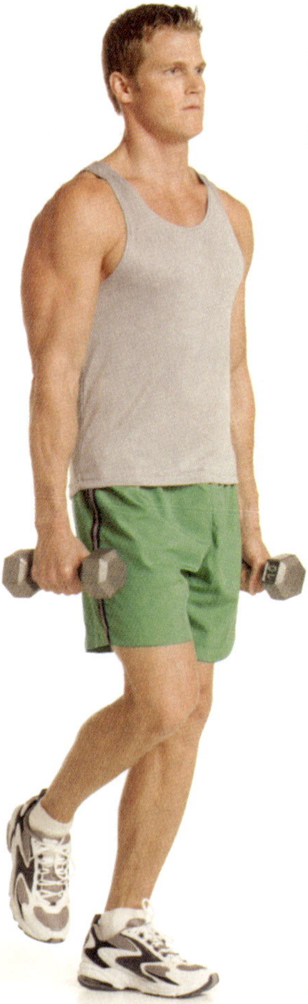

1. Sie lassen ein Paar Kurzhanteln seitlich an Ihrem Körper herunterhängen, stellen sich auf ein Bein und halten das Knie Ihres Standbeins locker.
2. Beugen Sie sich langsam nach vorn und halten Sie Ihren Rücken dabei gerade.
3. Kehren Sie jetzt langsam in die Ausgangsposition zurück, wobei Sie Ihre Gesäßmuskeln zusammenpressen, um die korrekte Körperausrichtung beizubehalten.

TRAINER-TIPP

Um eine Überbeanspruchung Ihres unteren Rückenbereichs zu vermeiden, sollten Sie für die Übung leichte Kurzhanteln benutzen. Falls Sie bereits Rückenprobleme haben, lassen Sie diese Übung besser sein.

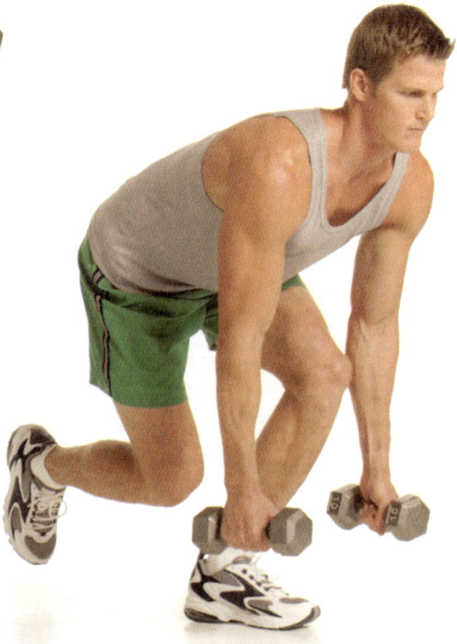

RUMÄNISCHER DEADLIFT

■ **Zielbereiche:** Hintere Oberschenkelmuskulatur, Gesäßmuskeln, unterer Rückenbereich

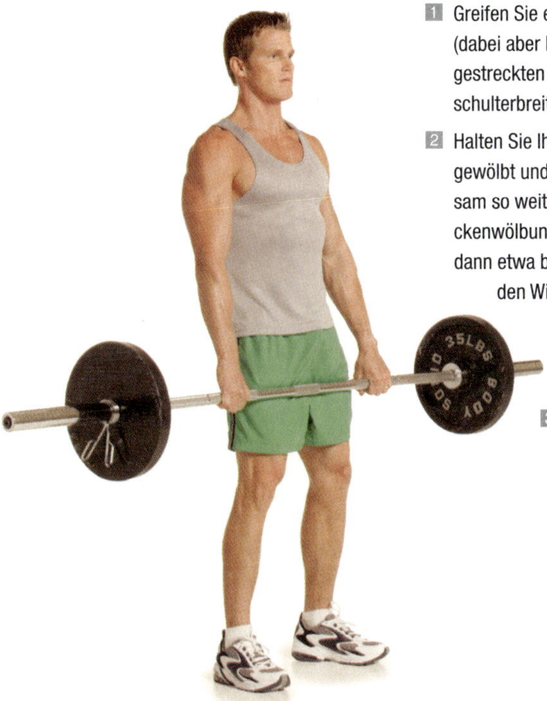

1. Greifen Sie eine Langhantel im weiten Obergriff (dabei aber bequem). Halten Sie die Hantel mit gestreckten Armen vor Ihrem Körper nach unten, schulterbreiter Fußabstand, Knie leicht gebeugt.
2. Halten Sie Ihren unteren Rückenbereich leicht gewölbt und beugen Sie sich in den Hüften langsam so weit wie möglich nach vorn, ohne die Rückenwölbung dabei aufzugeben (die Hantel reicht dann etwa bis kurz unter Ihre Knie). Verändern Sie den Winkel Ihrer Knie nicht und halten Sie die Hantel während des gesamten Bewegungsablaufs so dicht wie möglich an Ihrem Körper.
3. Bleiben Sie kurz in der Haltung und bewegen Sie Ihren Oberkörper dann wieder zurück in die Ausgangsposition.

TRAINER-TIPP

Der Rumänische Deadlift ist die zweite Übung des Komplexes dynamischer Übungen für das Vier-Wochen-Programm zum Abnehmen (S. 52). Führen Sie die zu diesem Komplex zählenden Übungen – Schnappgriff-Shrug (S. 69) und vorgebeugtes Rudern (S. 58) – hintereinander aus, ohne die Hantel dabei abzusetzen; dies zählt als eine Wiederholung.

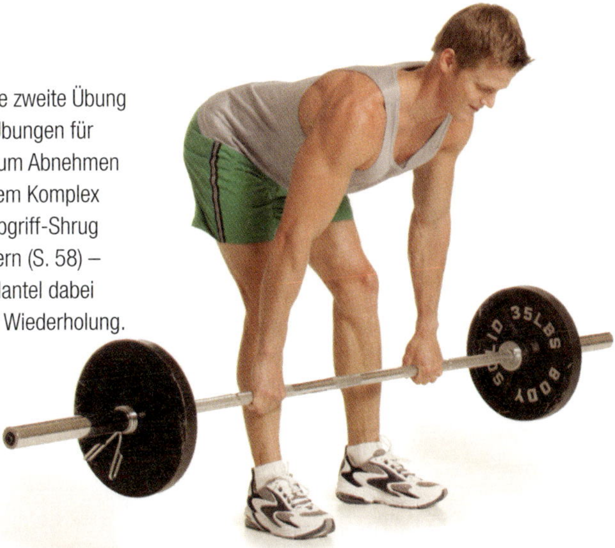

KURZHANTEL-SHRUG

■ **Zielbereich:** Oberer Trapezmuskel

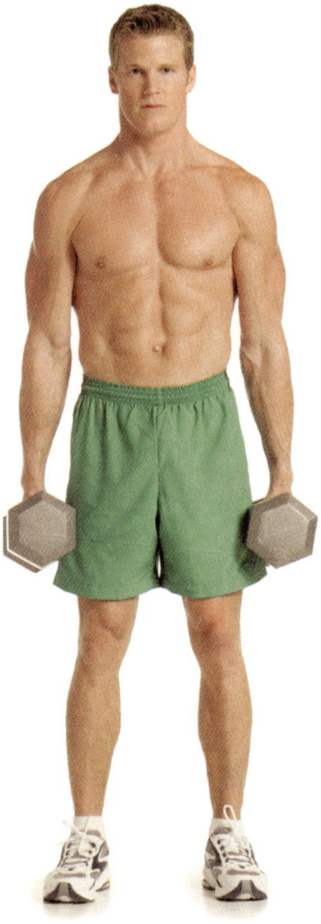

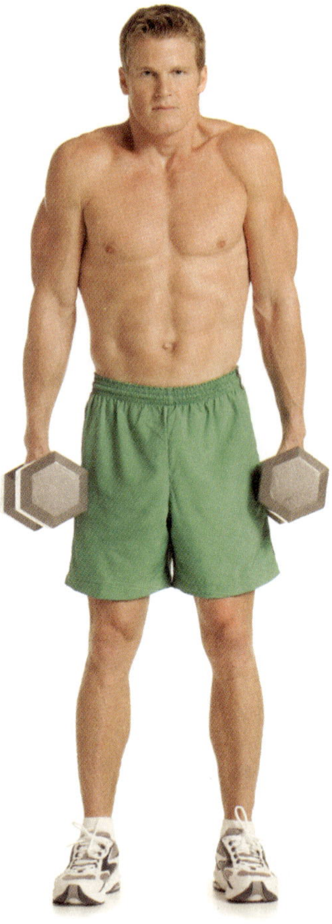

1 Sie stellen sich aufrecht hin, hüftbreiter Fußabstand, Hanteln seitlich am Körper herunterhängend, Handflächen nach innen gerichtet.

2 Ziehen Sie jetzt Ihre Schultern zu Ihren Ohren hoch. Bleiben Sie kurz in dieser Haltung und kehren Sie anschließend in die Ausgangsposition zurück.

SCHNAPPGRIFF-SHRUG

■ **Zielbereiche:** Mittlerer und oberer Trapezmuskel

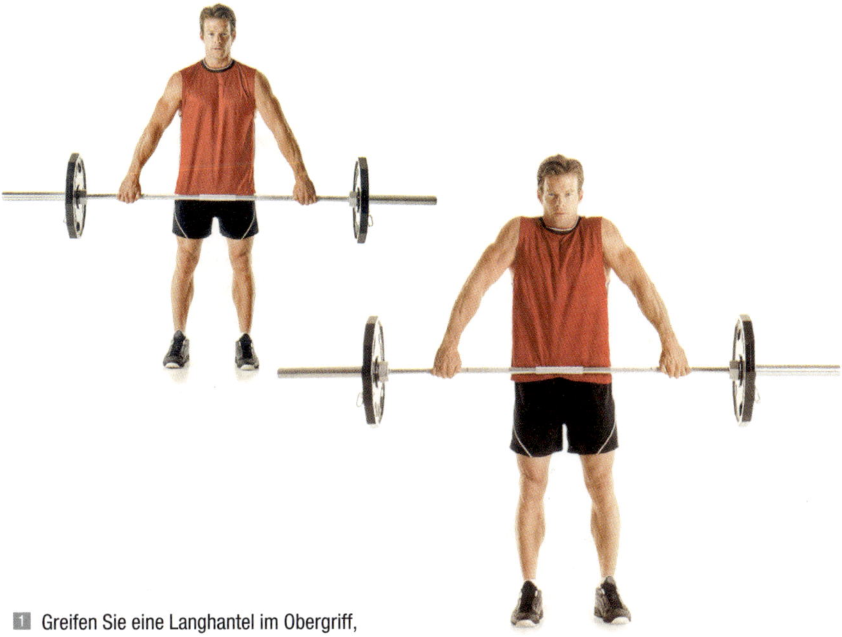

1 Greifen Sie eine Langhantel im Obergriff, Handabstand so groß wie bequem möglich, schulterbreiter Fußabstand. Lassen Sie die Hantel vor Ihrem Körper nach unten hängen.

2 Beugen Sie sich in den Hüften leicht nach vorn, sodass die Hantel ein paar Zentimeter von Ihren Oberschenkeln entfernt ist.

3 Ziehen Sie Ihre Schultern so weit wie möglich nach oben.

4 Bleiben Sie kurz in dieser Haltung und lassen Sie die Hantel dann wieder langsam nach unten.

Trainer-Tipp

Der Schnappgriff-Shrug ist die erste Übung des Komplexes dynamischer Übungen für das Vier-Wochen-Programm zum Abnehmen (S. 52). Führen Sie die weiteren zu diesem Komplex zählenden Übungen – Rumänischer Deadlift (S. 67) und vorgebeugtes Rudern (S. 58) – hintereinander aus, ohne die Hantel dabei abzusetzen; dies zählt als eine Wiederholung.

Bankdrücken

Das Bankdrücken ist der Großvater aller Brustübungen. Hierbei werden mehr Muskelfasern im Brustbereich trainiert als bei jeder anderen Übung. Im Folgenden finden Sie das klassische Bankdrücken sowie zwei Variationen zur Abrundung Ihres Workouts. Wenn Sie ab und zu Ihre Handposition ändern, können Sie verschiedene Muskelgruppen erreichen – je weiter der Griff, desto stärker wird der Brustbereich trainiert, je enger der Griff, desto stärker sprechen Sie Trizeps und Deltamuskeln an.

Kurzhantel-Bankdrücken

Zielbereiche: Pectoralis, Trizeps, vorderer Schulterbereich

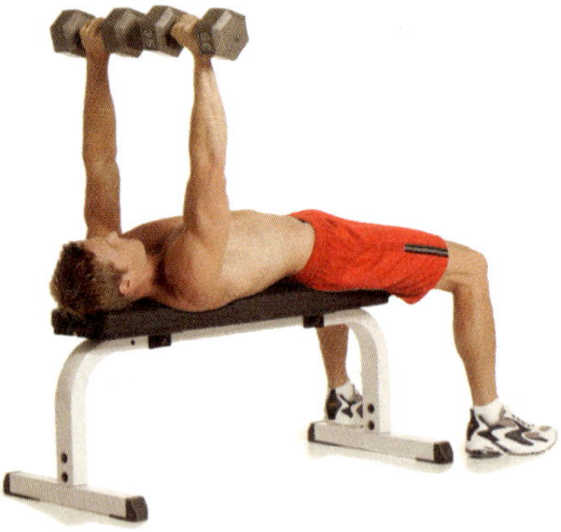

1 Sie legen sich auf eine flache Bank, halten in jeder Hand eine Kurzhantel (Handflächen nach vorn) und strecken Ihre Arme gerade über Ihrer Brust aus.

2 Führen Sie die Hanteln nach unten, bis Sie sich seitlich neben Ihrer Brust befinden. Bleiben Sie kurz in dieser Position und drücken Sie die Hanteln anschließend wieder nach oben.

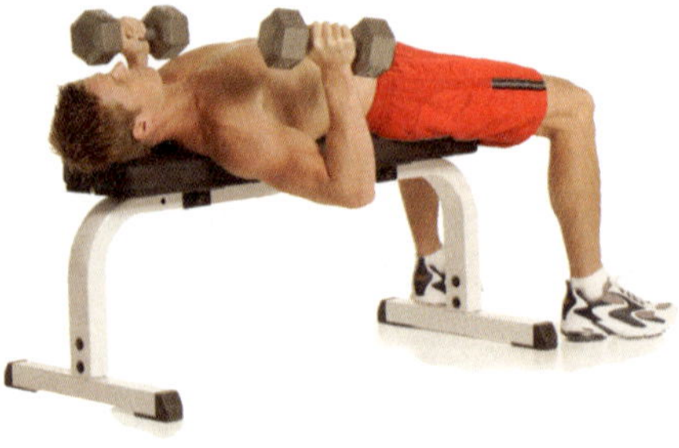

VORTEIL DER KURZHANTELN

Sie heben mit Kurzhanteln zwar ein geringeres Gewicht; da Ihre Hände sich jedoch unabhängig voneinander bewegen können, ist es leichter, diese in einer direkten Linie mit den Ellenbogen zu halten, wodurch das Verletzungsrisiko verringert wird.

Langhantel-Bankdrücken

Zielbereiche: Pectoralis, Trizeps, vorderer Schulterbereich

1. Sie legen sich rücklings auf eine flache Bank, halten eine Langhantel im Obergriff (Handabstand etwa in Schulterbreite oder wie beim Liegestütz) und führen sie nach oben, bis Ihre Arme über der Brust gestreckt sind.
2. Führen Sie die Hantel langsam nach unten zu Ihrer Brust.
3. Drücken Sie die Hantel anschließend wieder nach oben in die Ausgangsposition.

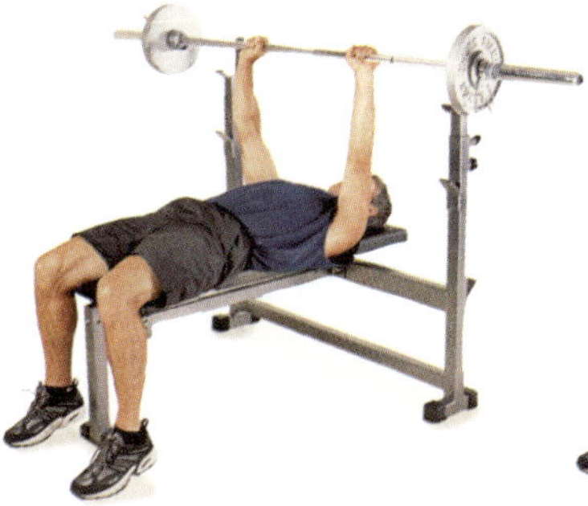

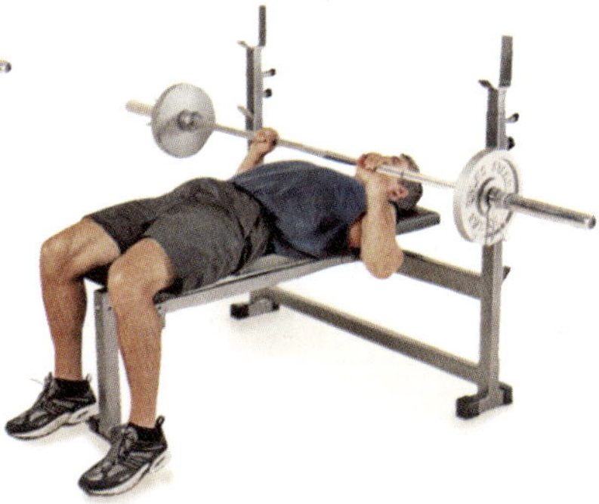

Langhantel-Bankdrücken mit weitem Griff

Zielbereiche: Pectoralis, Trizeps, vorderer Schulterbereich

1. Sie legen sich rücklings auf eine flache Bank, halten eine Langhantel im Obergriff (Handabstand etwas größer als beim normalen Langhantel-Bankdrücken) und drücken sie nach oben. Halten Sie die Hantel dann mit gestreckten Armen über Ihrem Kinn.
2. Führen Sie die Hantel langsam nach unten zu Ihrer Brust.
3. Bleiben Sie kurz in dieser Position und drücken Sie die Hantel anschließend über Ihr Kinn, bis Ihre Arme wieder gestreckt sind.

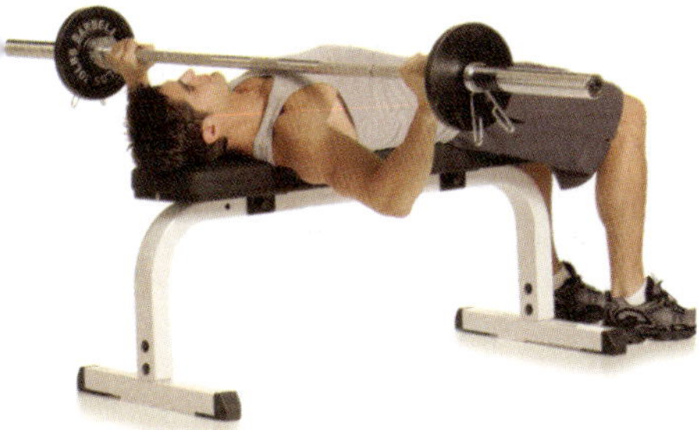

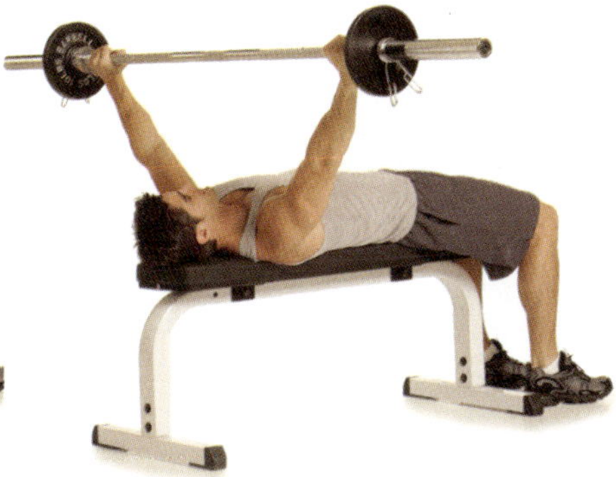

Liegestütz

Der einige Zeit in Vergessenheit geratene Liegestütz hat ein Comeback als rückenschonendes Muskelaufbautraining erlebt. Durch Liegestütze wird nicht nur die Vorderseite Ihres Oberkörpers herausgebildet, sondern auch das Stützsystem hinter diesen Muskeln gestärkt. Durch den Liegestütz wird somit Ihre muskuläre Balance verbessert, was für den Ausbau der Gesamtkörperkraft sehr wichtig ist – denn die Gesamtkörperkraft geht Hand in Hand mit der Muskelgröße.

Liegestütz

Zielbereiche: Pectoralis, Trizeps, vorderer Schulterbereich

1. Gehen Sie in die Liegestütz-Position, Arme schulterbreit auseinander. Verlagern Sie Ihr Gewicht auf Ihre Zehen und Handflächen. Achten Sie darauf, dass Sie den Abstand zwischen Ihren Händen als bequem empfinden, vielleicht brauchen Sie hier ein bisschen mehr als Schulterbreite.
2. Machen Sie Ihren Rücken ganz gerade, indem Sie Ihr Becken leicht anheben.
3. Führen Sie Ihren Körper nach unten, bleiben Sie kurz in dieser Haltung und drücken Sie sich dann wieder in die Ausgangsposition hoch.

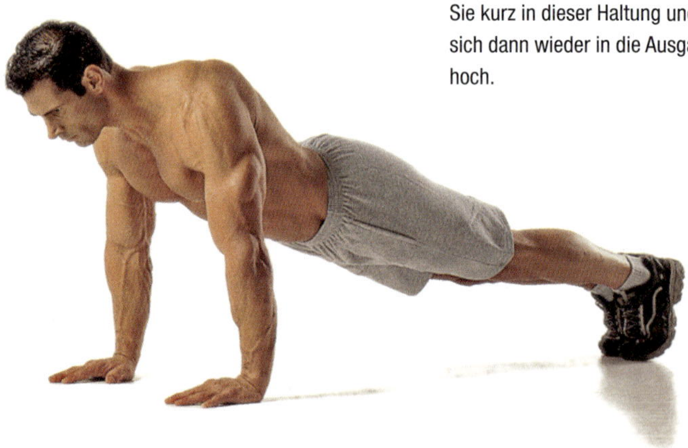

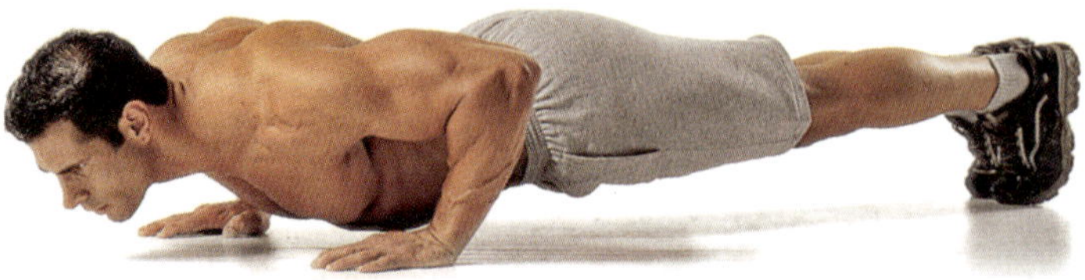

Geneigter Liegestütz

Zielbereiche: Pectoralis, Trizeps, vorderer Schulterbereich

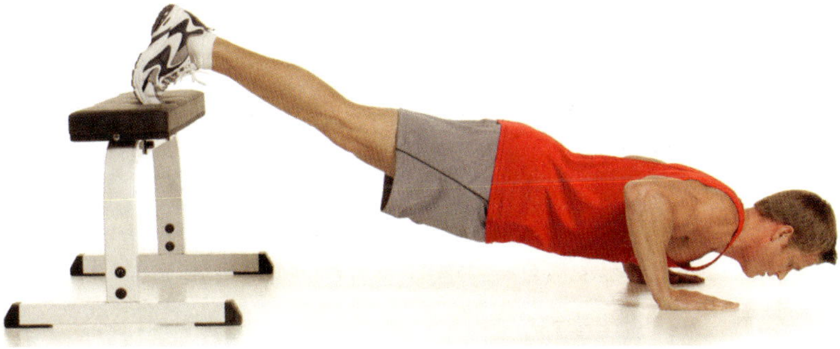

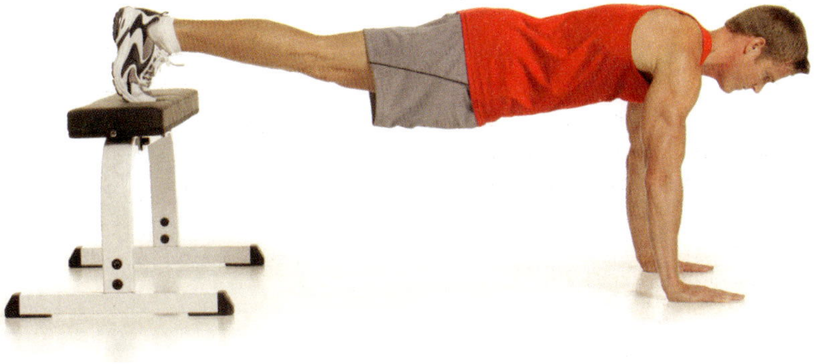

1. Gehen Sie in die Liegestütz-Position, Abstand zwischen den Händen etwas über Schulterbreite, Füße mit nach unten gerichteten Zehenspitzen auf einer Bank oder erhöhten Fläche.
2. Sie halten Ihren Rücken gerade und Ihren Kopf in seiner natürlichen Ausrichtung. Drücken Sie Ihren Oberkörper langsam nach oben, bis Ihre Arme fast durchgedrückt sind.
3. Bleiben Sie kurz in der Haltung, kehren Sie dann in die Ausgangsposition zurück und wiederholen Sie die Übung.

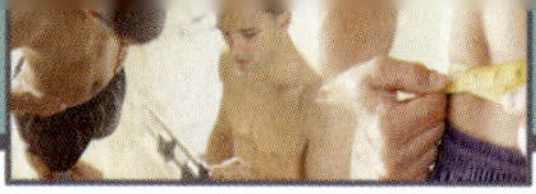

LIEGESTÜTZ MIT GYMNASTIKBALL

- **Zielbereiche:** Pectoralis, Trizeps, mittlerer Deltamuskel, alle Stabilisierungsmuskeln der Körpermitte

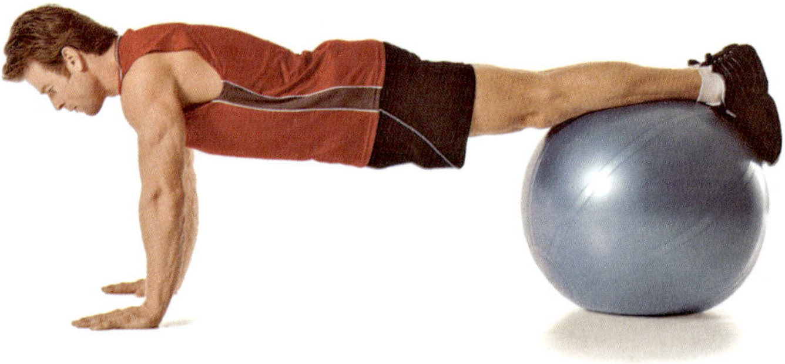

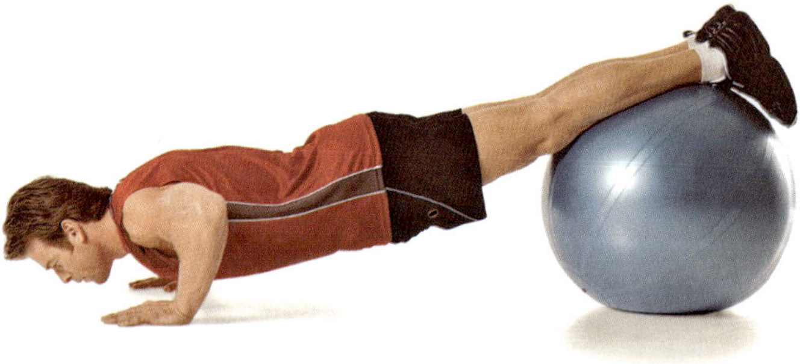

1. Gehen Sie in die Liegestütz-Position, Abstand zwischen den Händen etwas größer als Schulterbreite und die Hände in einer Linie mit den Schultern. Anstatt die Füße auf den Boden zu stellen, legen Sie Ihre Schienbeine auf einen Gymnastikball. Mit ausgestreckten Armen und geradem Rücken sollte Ihr Körper jetzt eine Linie von den Schultern bis zu den Fußgelenken bilden.
2. Senken Sie Ihren Oberkörper, bis Ihre Brust fast den Boden berührt.
3. Bleiben Sie kurz in der Haltung und drücken Sie sich dann in die Ausgangsposition zurück.

SANTANA-T-LIEGESTÜTZ

■ **Zielbereiche:** Pectoralis, Trizeps, vorderer und hinterer Schulterbereich, Trapezmuskeln, alle Stabilisierungsmuskeln der Körpermitte

1. Sie gehen in die Liegestütz-Position und umfassen mit jeder Hand eine Kurzhantel, die sie zuvor in schulterbreitem Abstand platziert haben.
2. Sie machen nun einen Liegestütz, drehen Ihren Oberkörper während der Aufwärtsbewegung und heben Ihren linken Arm mit der Hantel gerade über Ihre Schulter, sodass Ihr Körper ein T bildet.
3. Führen Sie die Hantel und Ihren Oberkörper wieder in die Ausgangsposition zurück und wiederholen Sie die Übung zur anderen Seite.

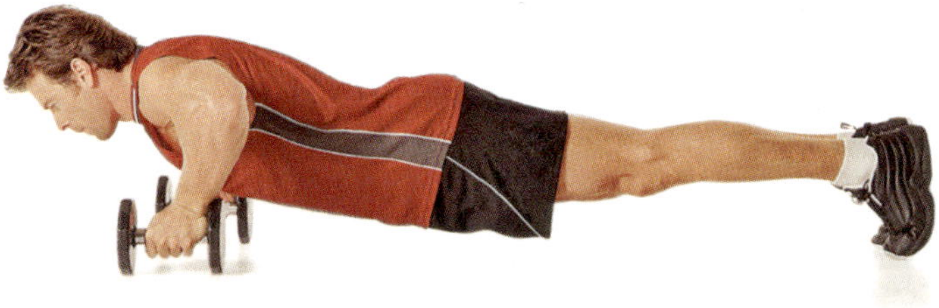

PERFEKTIONIEREN SIE IHRE HALTUNG

Der Schlüssel zu einer korrekten Haltung liegt in Ihrem Becken, genauer gesagt im «Anheben» Ihres Beckens. Zu Beginn der Übung, wenn sich Ihre Bauchmuskeln anspannen, wird Ihr Rücken gerade. Lassen Sie ihn in dieser Position. Achten Sie auch darauf, dass Ihre Körpermitte eingezogen ist. Das ist die beste und sicherste Haltung für Ihren Rücken. Eine schlechte Liegestütz-Haltung (eine zu starke Wölbung in Ihrem unteren Rückenbereich) ähnelt der alltäglichen schlechten Körperhaltung. Wenn Sie den Liegestütz richtig durchführen – und auch außerhalb des Sportstudios auf eine gute und gesunde Haltung achten –, verringern Sie das Risiko, irgendwann Probleme mit dem Rücken zu bekommen.

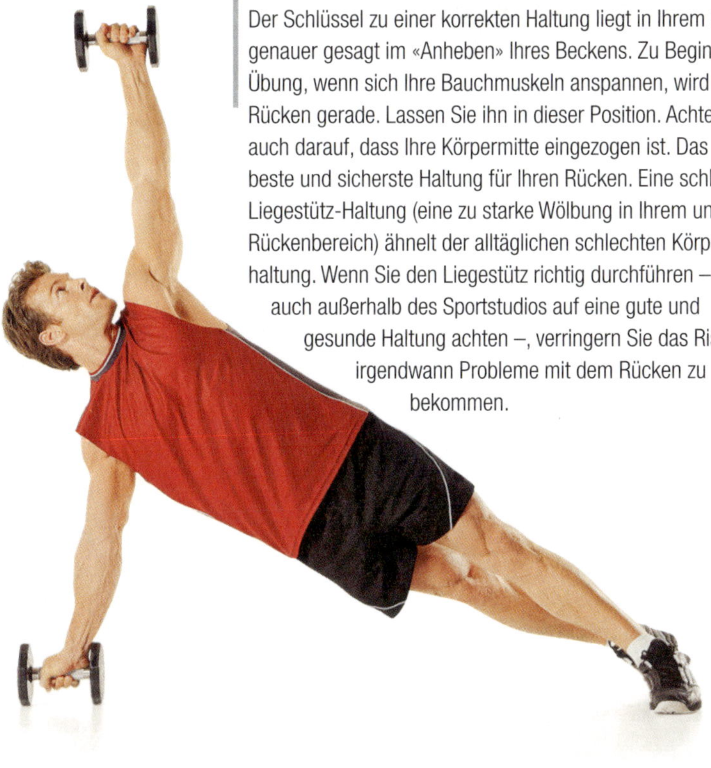

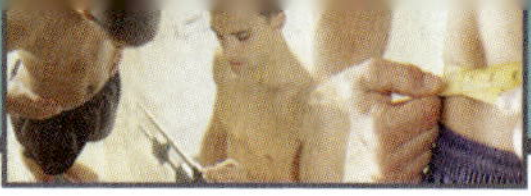

LATZUG

■ **Zielbereiche:** Latissimus, Trapezmuskeln, hinterer Schulterbereich, Bizeps

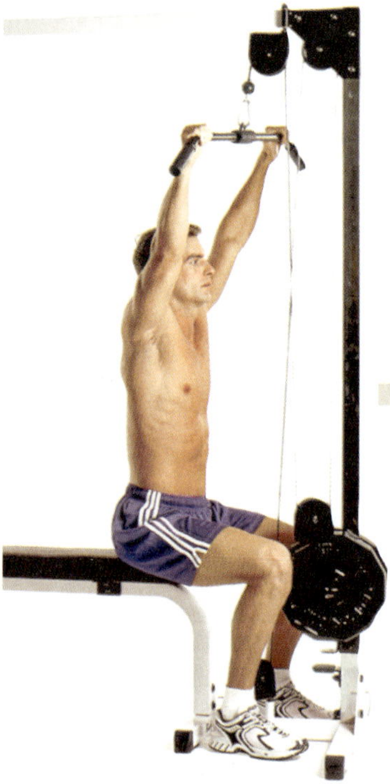

1. Umfassen Sie die Stange über Ihrem Kopf im Obergriff (Handflächen zeigen von Ihnen weg), Abstand zwischen den Händen etwas geringer als Schulterbreite.
2. Setzen Sie sich auf den Sitz, halten Sie Kopf und Rücken gerade und ziehen Sie die Stange langsam bis zu Ihrem oberen Brustbereich herunter. Bleiben Sie kurz in der Position und führen Sie die Stange zurück über Ihren Kopf (halten Sie dem Gewicht dabei stand), bis Ihre Arme wieder gerade sind. Gehen Sie aber nicht so weit, Ihre Ellenbogen durchzudrücken.

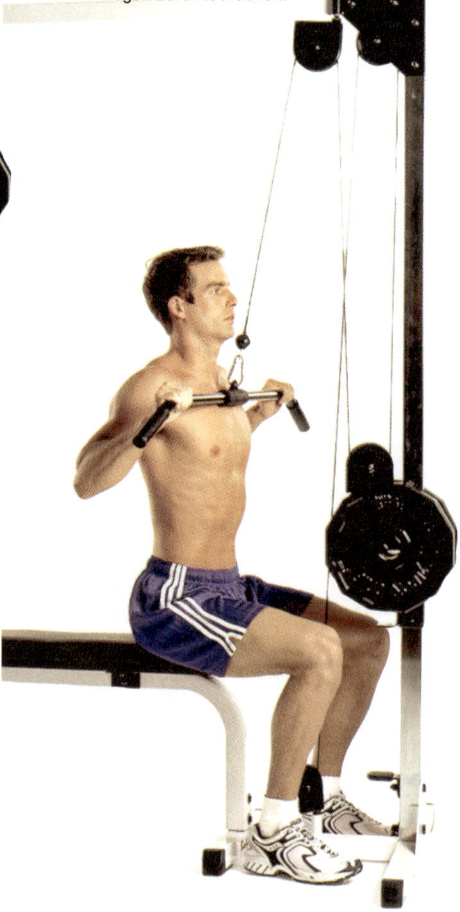

UMGEKEHRTER GRIFF

Versuchen Sie die Stange des Kabelzugs auch im Untergriff zu fassen. Durch diese Variante werden weiterhin Ihre oberen Rückenmuskeln trainiert, doch mit Hilfe des Bizeps können Sie die Stange zusätzlich am untersten Punkt des Bewegungsablaufs leicht drehen. In dieser Position müssen Ihre Arme, Handgelenke und Hände härter arbeiten als bei den meisten anderen Übungen, sodass Sie gleichzeitig einen stärkeren Griff bekommen.

LATZUG MIT HANDTUCH

■ **Zielbereiche:** Latissimus, Trapezmuskeln, Bizeps, Greifmuskeln

1 Setzen Sie sich auf den Sitz und umfassen Sie mit beiden Händen die Stange, Abstand zwischen den Händen etwas größer als Schulterbreite.

2 Ziehen Sie die Stange nach unten zu Ihrer Brust und lehnen Sie sich leicht zurück, Ihr Rücken bleibt dabei gerade.

3 Kehren Sie wieder in die Ausgangsposition zurück.

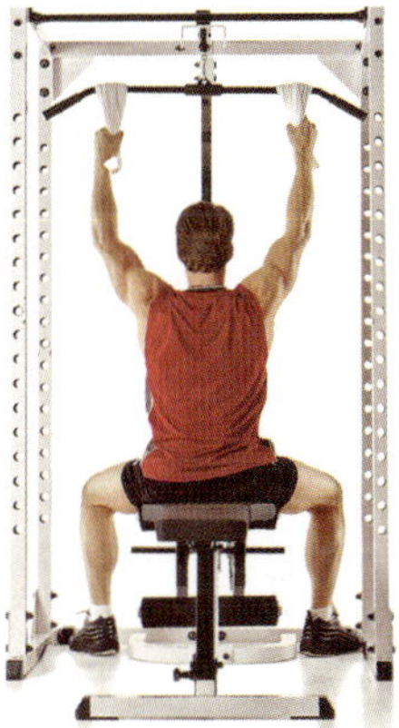

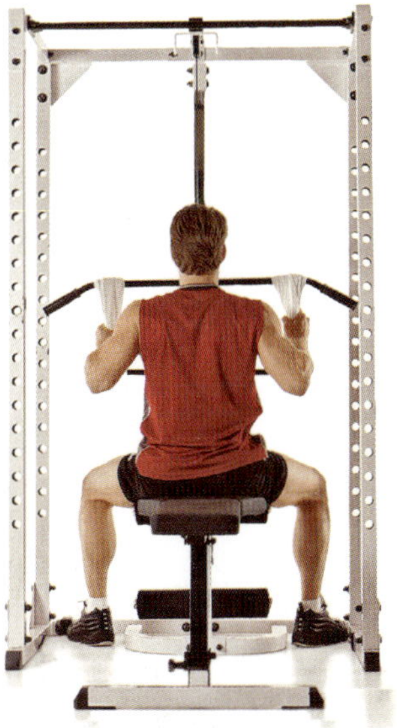

EINARMIGER LATZUG

■ **Zielbereiche:** Latissimus, Trapezmuskeln, Bizeps

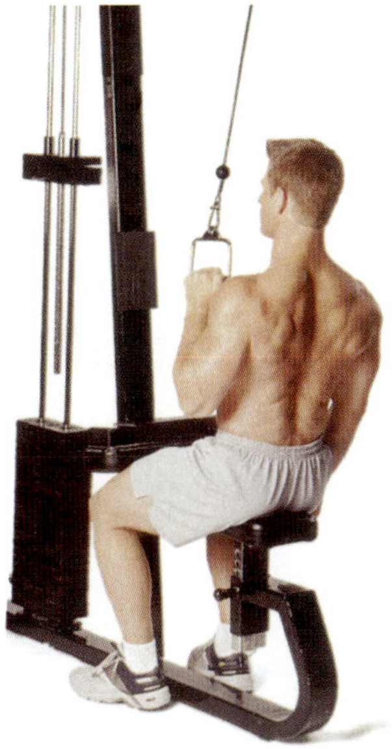

1 Bringen Sie einen Haltebügel an der oberen Kabelrolle an. Greifen Sie den Haltebügel mit einer Hand im Obergriff (linke Hand, wenn Sie Rechtshänder sind) und setzen Sie sich so hin, dass Ihr Arbeitsarm ausgestreckt ist und Ihr anderer Arm seitlich am Körper liegt.

2 Ziehen Sie den Haltebügel gerade nach unten, bis er sich direkt neben Ihrer Brust befindet.

3 Kehren Sie wieder in die Ausgangsposition zurück und führen Sie die angegebene Anzahl an Wiederholungen durch. Machen Sie dann ohne Pause die gleiche Anzahl an Wiederholungen mit Ihrem anderen Arm.

Bauchmuskeln

Trainieren Sie die Muskeln Ihrer Körpermitte aus den verschiedensten Winkeln

CRUNCH

■ **Zielbereiche:** Rectus abdominis, Obliquus-Muskeln

1 Legen Sie sich auf den Rücken, Knie und Hüften um etwa 90 Grad angewinkelt, Hände hinter den Ohren oder Arme auf dem Oberkörper verschränkt.

2 Heben Sie Ihren Oberkörper an, indem Sie Ihren Brustkorb in Richtung Ihres Beckens ziehen. Senken Sie Ihren Oberkörper dann wieder in die Ausgangsposition herab.

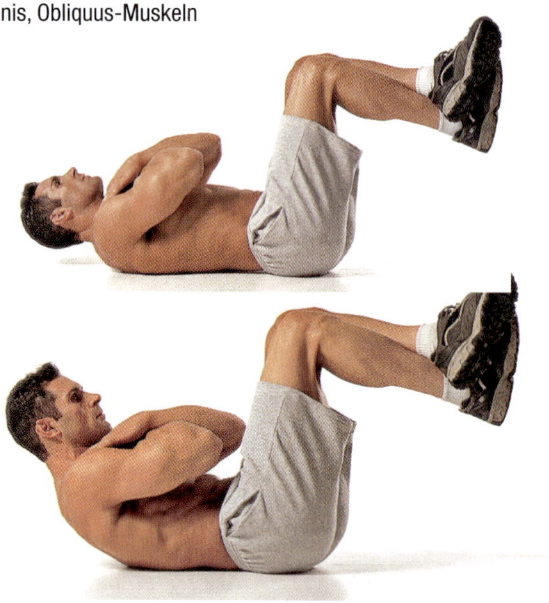

TRAINER-TIPP

Durch die Position Ihrer Hände können Sie den Schwierigkeitsgrad der Übung verändern. Wenn Sie die letzte Wiederholung eines Satzes nicht schaffen, versuchen Sie, die Hände nicht mehr hinter den Ohren zu halten, sondern sie über der Brust zu verschränken. Dadurch wird Ihr Körpergewicht verlagert, sodass Sie eventuell ein oder zwei zusätzliche Crunches machen können, um Ihre Muskeln noch ein wenig länger zu trainieren.

CRUNCH MIT GYMNASTIKBALL

■ **Zielbereiche:** Rectus abdominis, Obliquus-Muskeln

1 Legen Sie sich mit dem Rücken auf einen Gymnastikball, Füße flach auf dem Boden, Fußabstand etwas größer als Schulterbreite. Ihr Kopf sollte etwas tiefer liegen als Ihre Brust. Legen Sie Ihre Hände hinter die Ohren, die Ellenbogen sind nach außen gerichtet.

2 Ziehen Sie Ihren Brustkorb in Richtung Ihres Beckens und halten Sie Kopf und Nacken dabei ruhig.

3 Bleiben Sie kurz in der Haltung und kehren Sie dann in die Ausgangsposition zurück.

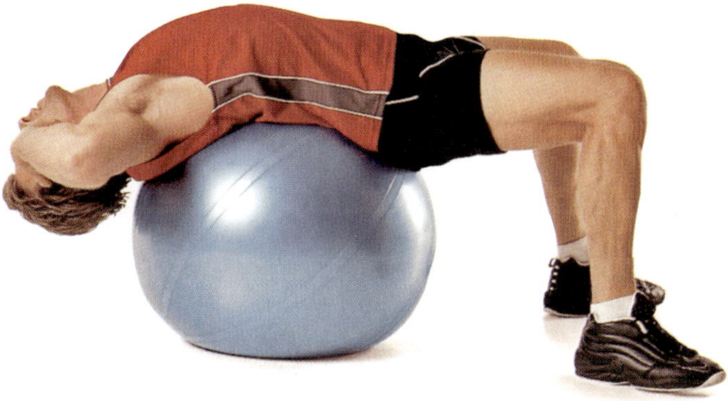

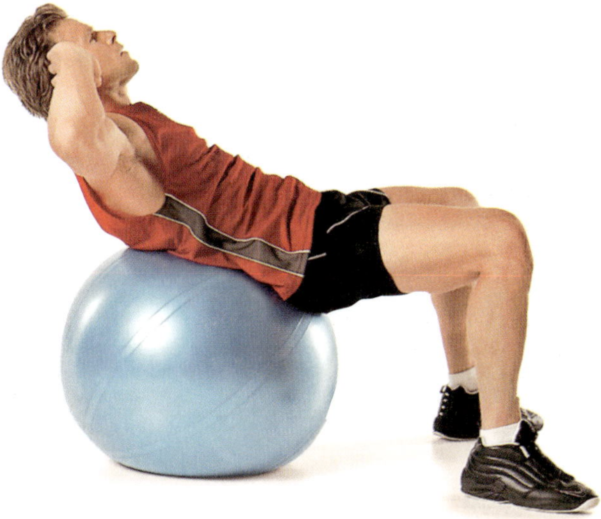

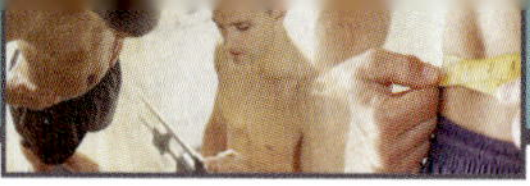

HANDTUCH-CRUNCH

■ **Zielbereiche:** Rectus abdominis, Obliquus-Muskeln

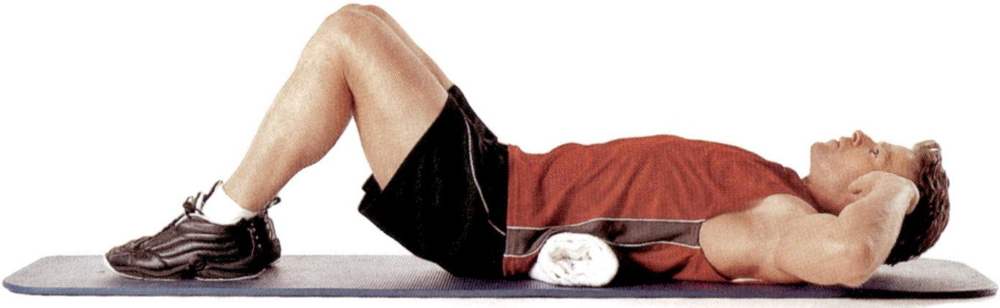

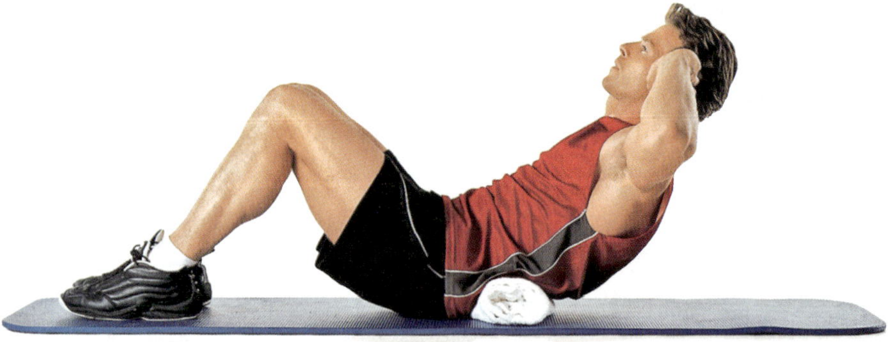

1. Sie rollen ein kleines Handtuch zusammen, legen sich auf den Boden und platzieren das Handtuch in der Wölbung Ihres unteren Rückenbereichs. Stellen Sie Ihre Füße flach auf dem Boden und legen Sie Ihre Hände hinter die Ohren, die Ellenbogen sind nach außen gerichtet.
2. Heben Sie Kopf und Schultern an und ziehen Sie Ihren Brustkorb dabei in Richtung Ihres Beckens.
3. Kehren Sie in die Ausgangsposition zurück.

CRUNCH MIT GEWICHTEN

■ **Zielbereiche:** Rectus abdominis, Obliquus-Muskeln, Hüftbeugemuskeln

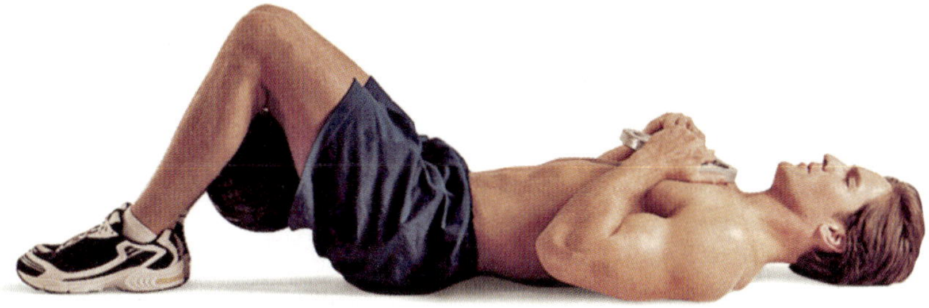

1 Legen Sie sich mit angewinkelten Beinen auf den Rücken und stellen Sie Ihre Füße flach auf den Boden. Klemmen Sie einen leichten Medizinball so zwischen Ihre Knie, dass er während der ganzen Übung nicht verrutscht. Halten Sie eine leichte Gewichtscheibe in Ihren Händen (für den Anfang 2,5 bis 3,5 Kilogramm).

2 Ziehen Sie Ihre Knie langsam in Richtung Brust und rollen Sie dabei gleichzeitig Kopf und Schultern vom Boden hoch.

3 Bleiben Sie kurz in der Position und führen Sie dann Beine und Oberkörper langsam zurück auf den Boden oder nur bis kurz über den Boden, um Ihren Rectus abdominis konstant angespannt zu halten.

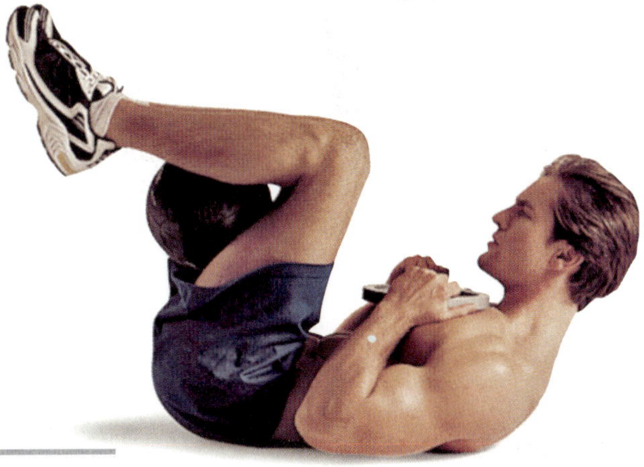

MIT PARTNER

Halten Sie anstelle der Gewichtscheibe einen Medizinball auf Ihrer Brust und strecken Sie Ihre Ellenbogen seitlich nach außen. Ihr Trainingspartner steht dabei vor Ihnen. Werfen Sie Ihrem Partner den Medizinball während der Curl-Bewegung zu. Ihr Partner wirft Ihnen den Ball dann kontrolliert zurück, sodass Sie ihn über Ihrer Brust auffangen können. Ziehen Sie den Medizinball zum Oberkörper und gehen Sie anschließend wieder in die Ausgangsposition.

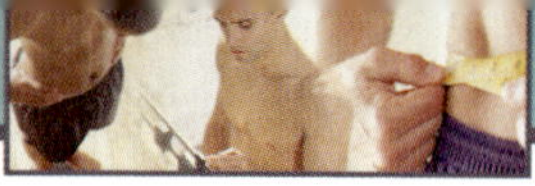

CRUNCH MIT DREHUNG

■ **Zielbereiche:** Rectus abdominis, Obliquus-Muskeln

1. Legen Sie sich auf den Rücken und heben Sie Ihre Beine an, bis Ihre Fußsohlen zur Decke zeigen.
2. Berühren Sie mit Ihren Fingerspitzen leicht die Ohren, wobei die Ellenbogen nach außen zeigen. Drehen Sie Ihren Oberkörper langsam nach links hoch, wobei die Beine weiter gerade bleiben.
3. Senken Sie Ihren Oberkörper langsam herab und wiederholen Sie die Bewegung zur rechten Seite. Wechseln Sie während des Satzes zwischen der linken und rechten Seite ab.

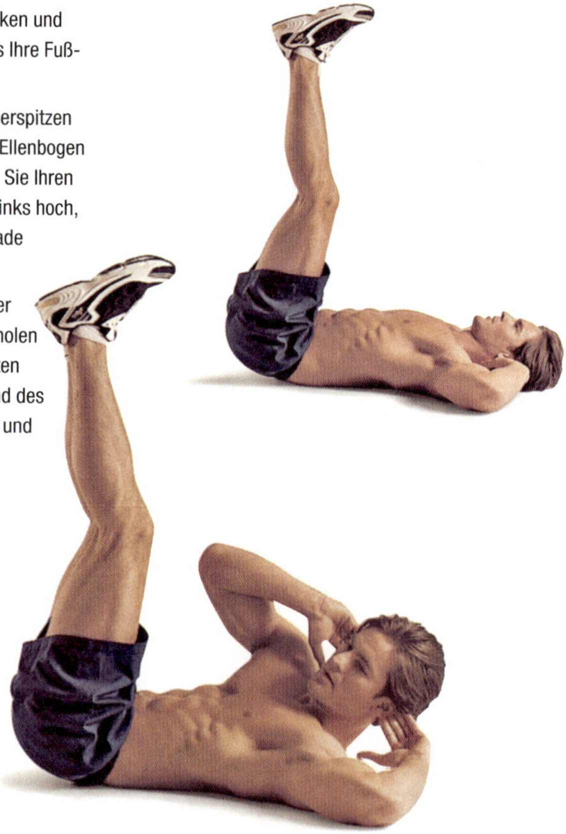

INTENSIVIEREN SIE DIE ÜBUNG

Beginnen Sie die Übung mit ausgestreckten Beinen, die Sie in einem Winkel von 45 Grad zum Boden halten. Während Sie Ihren Oberkörper vom Boden hochziehen, heben Sie gleichzeitig Ihre Beine höher, bis die Fußsohlen zur Decke gerichtet sind. Wenn Sie Kopf und Schultern wieder zum Boden führen, lassen Sie Ihre Beine gleichzeitig in den 45-Grad-Winkel hinunter.

HÜFT-TWIST

■ **Zielbereiche:** Rectus abdominis, Obliquus-Muskeln

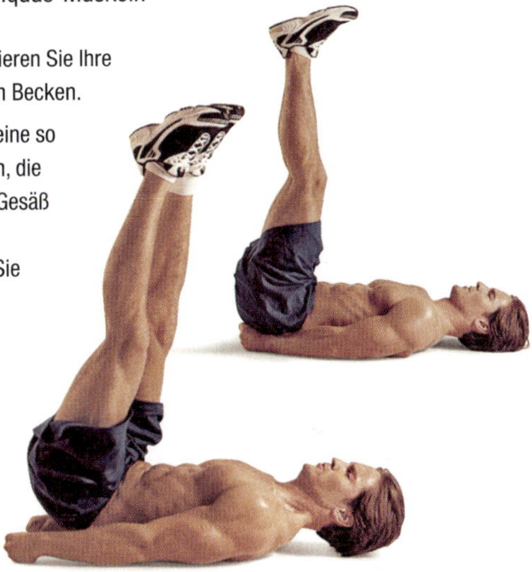

1. Legen Sie sich auf den Rücken und platzieren Sie Ihre Hände seitlich des Steißbeins unter Ihrem Becken.
2. Heben Sie Ihre gerade ausgestreckten Beine so an, dass Ihre Fußsohlen zur Decke zeigen, die Füße bleiben dabei zusammen, und das Gesäß wird leicht angehoben, sodass es einige Zentimeter über dem Boden ist. Drehen Sie Ihre Hüfte am obersten Punkt dieses Bewegungsablaufs nach rechts, sodass Ihre Füße nach links zeigen.
3. Senken Sie die Beine wieder zurück in die Ausgangsposition und wiederholen Sie die Übung, wobei Sie Ihre Hüfte jetzt nach links drehen.

LIEGESTÜTZ-BRÜCKE

■ **Zielbereiche:** Sämtliche Stabilisierungsmuskeln der Köpermitte

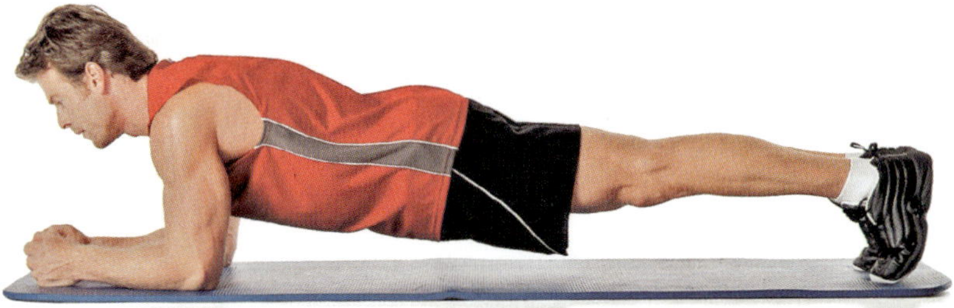

1. Sie gehen in die Liegestütz-Position, winkeln Ihre Ellenbogen dabei aber an, sodass Ihr Gewicht auf den Unterarmen, nicht auf den Händen, ruht. Ihr Körper sollte dabei von den Schultern bis zu den Fußgelenken eine gerade Linie bilden.
2. Spannen Sie Ihre Bauchmuskeln an und stellen Sie sich dabei vor, Sie würden Ihren Bauchnabel bis zu Ihrer Wirbelsäule einziehen. Bleiben Sie 20 bis 30 Sekunden in dieser Position und atmen Sie ruhig.
3. Entspannen Sie Ihre Bauchmuskeln und wiederholen Sie die Übung dann 20 bis 30 Sekunden lang. Dies entspricht zwei vollständigen Sätzen. Wenn Sie mit der Zeit an Ausdauer gewinnen, können Sie anstelle zweier kürzerer Sätze einen langen Satz von 60 Sekunden machen.

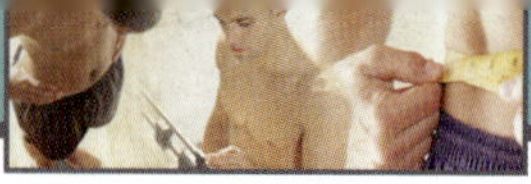

Beine

Bilden Sie mit diesen dynamischen Übungen einen starken Unterkörper

BEINDRÜCKEN

■ **Zielbereich:** Quadrizeps

1. Legen Sie sich in eine Beinpressmaschine; Abstand zwischen den Füßen etwas über Schulterbreite, der vordere Teil der Füße ragt über die Stützplattform hinaus (wählen Sie eine Position, die möglichst bequem für Ihre Knie ist). Strecken Sie Ihre Beine aus, ohne die Knie ganz durchzudrücken.
2. Lösen Sie die Halterungen und lassen Sie die Stützplattform herunter, bis Ihre Knie etwas weiter als 90 Grad angewinkelt sind. Lehnen Sie Ihren unteren Rückenbereich während der gesamten Übung an das Rückenpolster.
3. Drücken Sie die Stützplattform zurück in die Ausgangsposition.

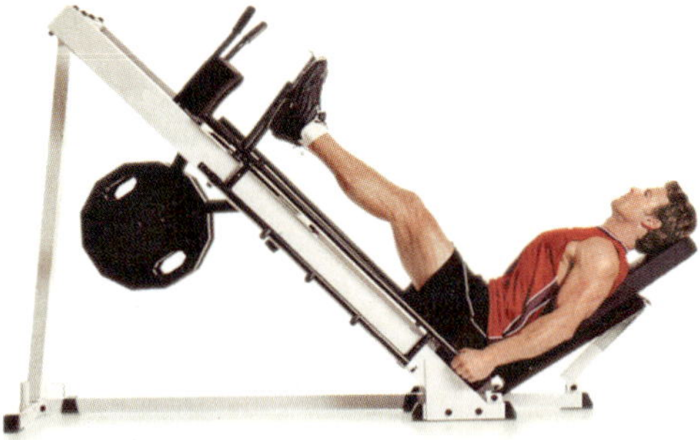

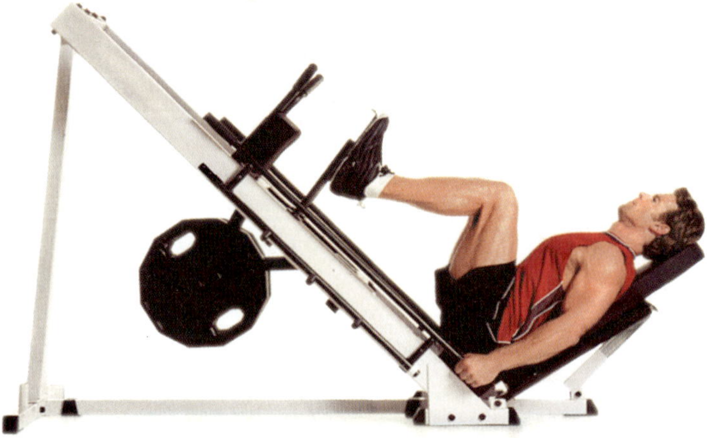

LIEGENDER BEIN-CURL

■ **Zielbereich:** Hintere Oberschenkelmuskulatur

1 Legen Sie sich bäuchlings auf eine Beinbeugemaschine und klemmen Sie Ihre Unterschenkel (über den Fersen, aber noch unter der Wadenmuskulatur) unter die Beinpolster.

2 Beugen Sie Ihre Beine jetzt in den Knien und ziehen Sie das Gewicht so weit wie möglich in Ihre Richtung, ohne dabei Ihren Körper von der Unterlage zu heben.

3 Bleiben Sie kurz in dieser Haltung und kehren Sie dann langsam in die Ausgangsposition zurück.

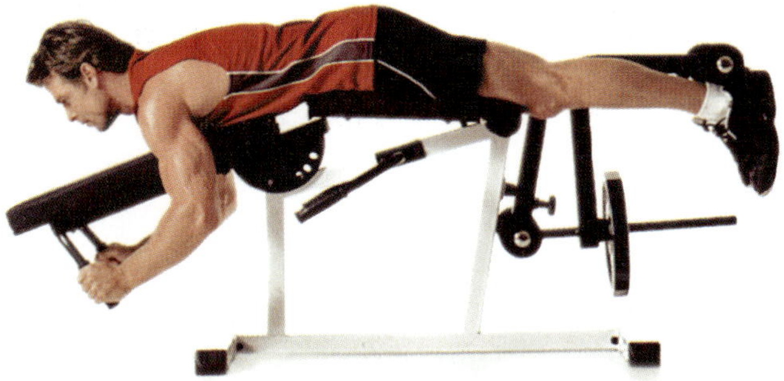

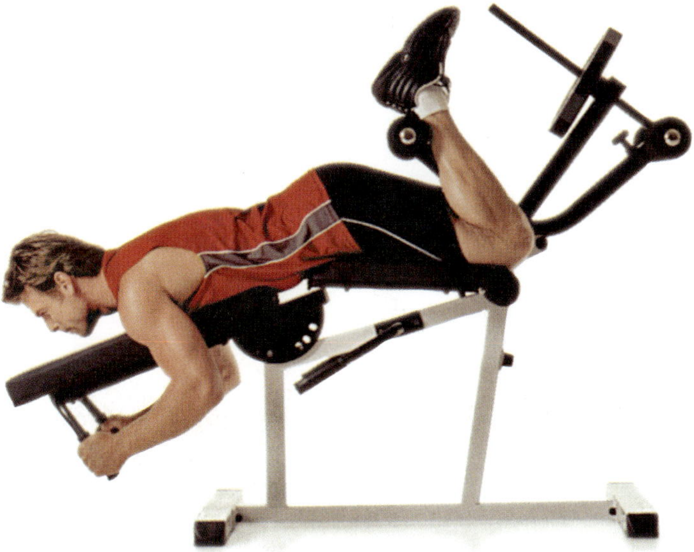

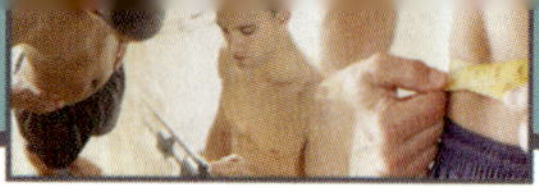

AUSFALLSCHRITT MIT KURZHANTELN

■ **Zielbereich:** Gesamter Unterkörper

1. Sie stellen sich aufrecht hin und halten ein Paar Kurzhanteln seitlich neben Ihrem Körper; hüftbreiter Abstand zwischen den Füßen.
2. Machen Sie mit Ihrem schwächeren Bein (Ihr linkes Bein, wenn Sie Rechtshänder sind) einen Schritt nach vorne und gehen Sie nach unten, bis Ihr vorderes Knie um 90 Grad angewinkelt ist und Ihr hinteres Knie fast den Boden berührt.
3. Drücken Sie sich so schnell wie möglich wieder nach oben und wiederholen Sie die Übung, wobei jetzt Ihr stärkeres Bein vorne steht.

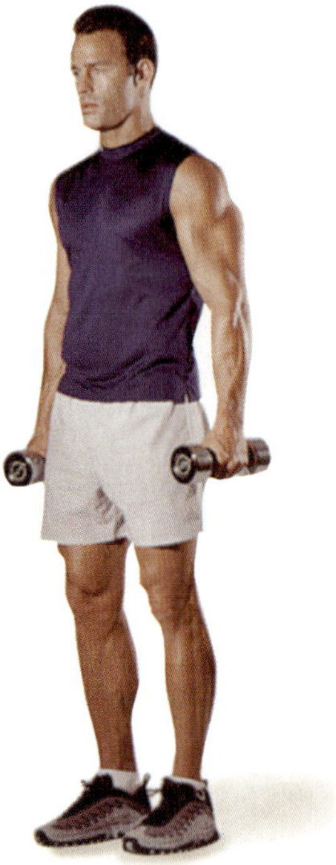

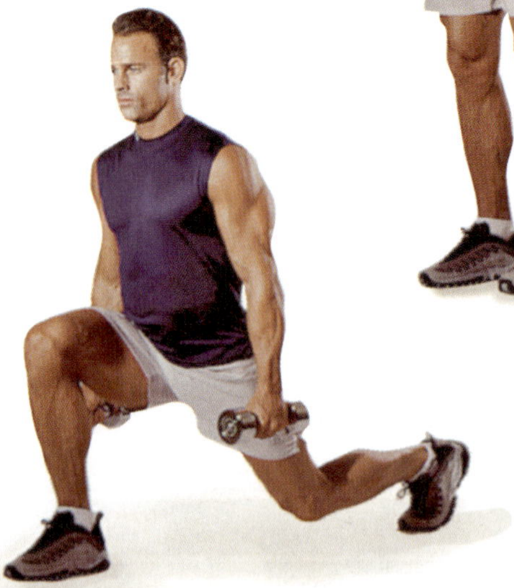

TRAINER-TIPP

- Achten Sie darauf, dass Ihr vorderes Knie während der Übung niemals über Ihre Fußspitzen hinausragt.
- Wenn Sie Ihr hinteres Knie beugen, während Ihr vorderer Fuß auf den Boden auftrifft, wird Ihr Quadrizeps zusätzlich gestärkt. Außerdem vermeiden Sie dadurch, dass Ihr vorderes Knie zu weit nach vorn gerichtet ist.

AUSFALLSCHRITTE – 45 GRAD

■ **Zielbereich:** Gesamter Unterkörper

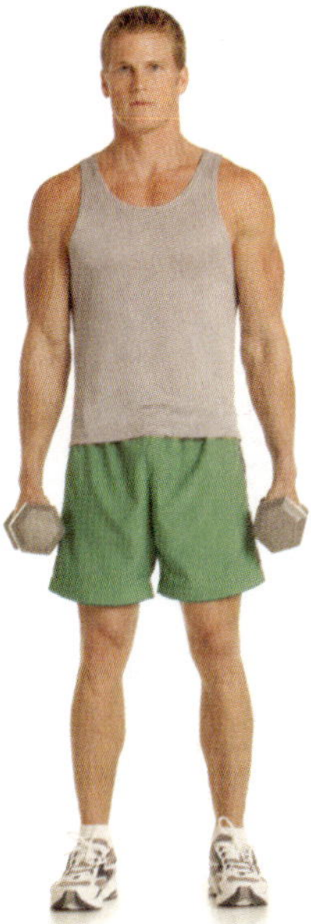

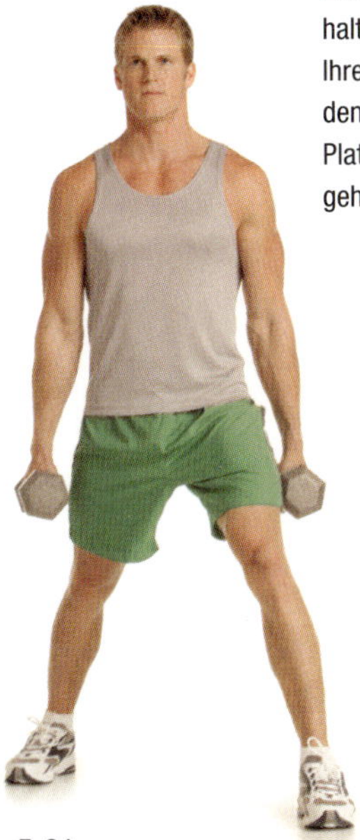

1 Sie stellen sich an einem Ende Ihres Zimmers oder des Sportstudios auf und halten ein Paar Kurzhanteln seitlich neben Ihrem Körper; hüftbreiter Abstand zwischen den Füßen. Sie benötigen ausreichend Platz, um 16 bis 20 Schritte nach vorn zu gehen.

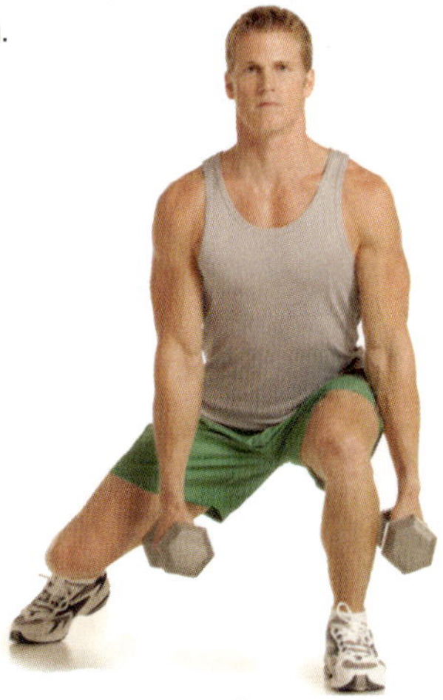

2 Machen Sie mit Ihrem linken Fuß in einem 45-Grad-Winkel einen Schritt nach vorn und gehen Sie nach unten, bis Ihr rechter Oberschenkel parallel zum Boden steht und Ihr linkes Knie auf 90 Grad angewinkelt ist. Ihr rechtes Knie sollte sich ebenfalls beugen und fast den Boden berühren.

3 Stellen Sie sich hin, führen Sie Ihren rechten Fuß neben den linken Fuß und wiederholen Sie die Bewegung, indem Sie jetzt mit Ihrem rechten Bein einen Ausfallschritt in einem 45-Grad-Winkel machen. Dies entspricht einer Wiederholung.

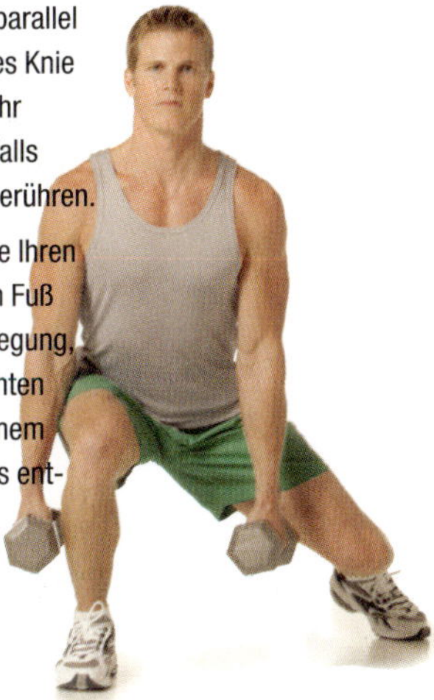

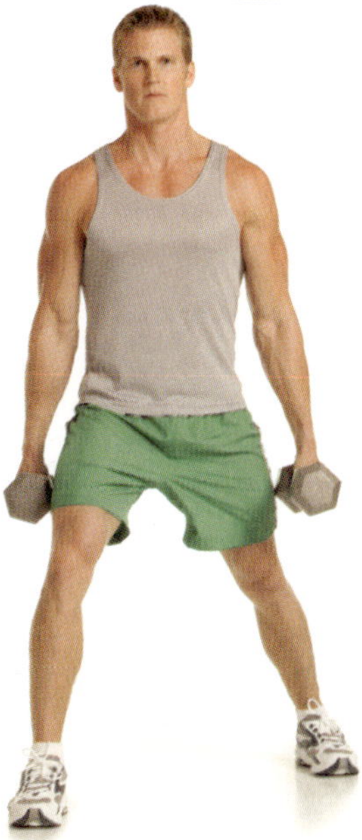

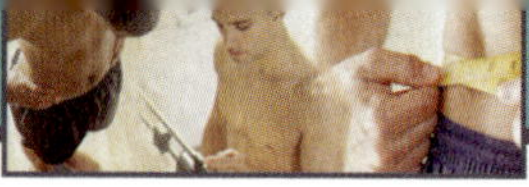

KURZHANTEL-SQUAT

■ **Zielbereich:** Gesamter Unterkörper

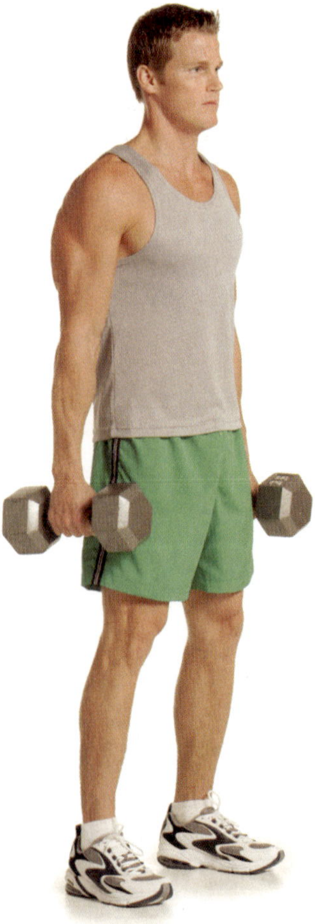

1. Sie halten in jeder Hand eine Kurzhantel; schulterbreiter Abstand zwischen den Füßen.
2. Beugen Sie Ihre Knie und gehen Sie in die Hocke, bis Ihre Oberschenkel parallel zum Boden stehen; achten Sie darauf, dass Ihre Knie nicht über die Fußspitzen hinausragen.
3. Bleiben Sie kurz in der Haltung und drücken Sie sich zurück in die Ausgangsposition.

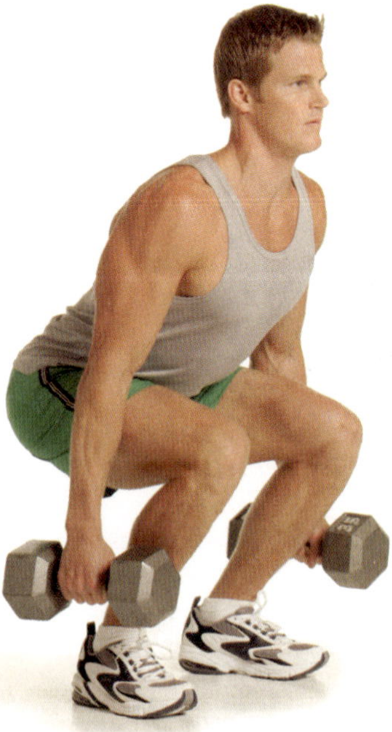

TRAINER-TIPP

- Halten Sie Ihren Kopf hoch, Augen gerade nach vorn gerichtet.
- Ziehen Sie Ihre Schultern zurück, Brust rausgestreckt und Rücken natürlich gewölbt.
- Lassen Sie Ihre Knie leicht gebeugt, Abstand zwischen den Füßen etwa schulterbreit.
- Während Sie in die Hocke gehen, sollten Ihre Knie in die gleiche Richtung zeigen wie Ihre Zehen.

LANGHANTEL-SQUAT

■ **Zielbereich:** Gesamter Unterkörper

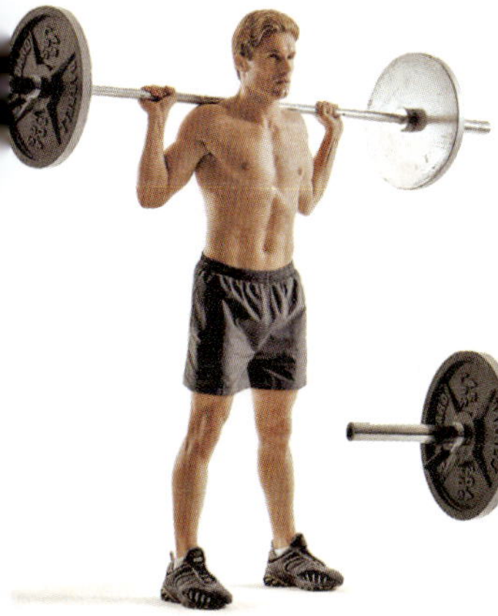

1 Legen Sie eine Langhantel auf Ihren oberen Rückenbereich. Der Abstand zwischen den Füßen ist schulterbreit, die Zehenspitzen sind nach vorn gerichtet, der untere Rückenbereich behält seine natürliche Wölbung, die Augen blicken geradeaus nach vorn.

2 Ziehen Sie Ihre Hüften nach hinten, als ob Sie sich auf einen Stuhl setzen wollen, und beugen Sie Ihre Knie, bis Ihre Oberschenkel fast parallel zum Boden stehen.

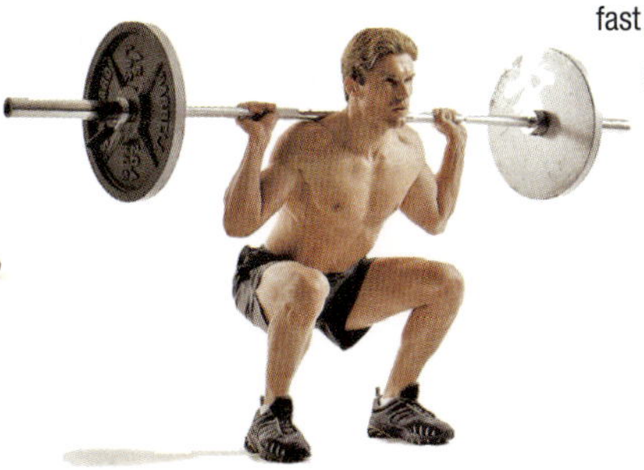

3 Kehren Sie wieder in die aufrechte Ausgangsposition zurück.

KURZHANTEL-SPLIT-SQUAT

■ **Zielbereich:** Gesamter Unterkörper

1 Sie halten in jeder Hand seitlich an Ihrem Körper eine Kurzhantel und stellen einen Fuß etwa einen Meter vor den anderen Fuß, wie bei einem großen Ausfallschritt.

2 Gehen Sie jetzt herunter, bis Ihr Oberschenkel parallel zum Boden steht und Ihr hinteres Knie fast den Boden berührt.

3 Kehren Sie in die Ausgangsposition zurück. Beenden Sie den Satz und wiederholen Sie ihn dann mit dem anderen Bein nach vorn.

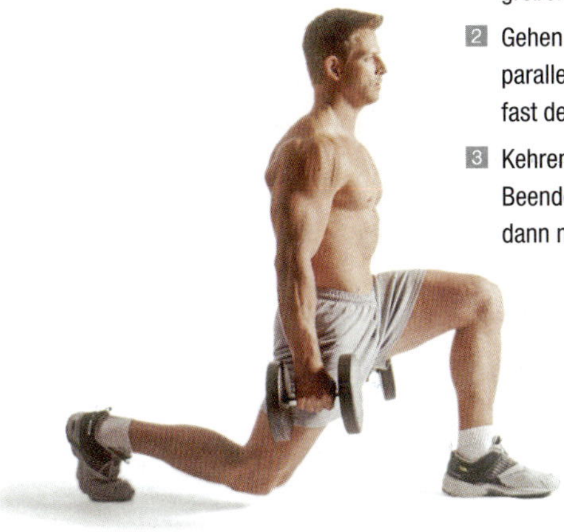

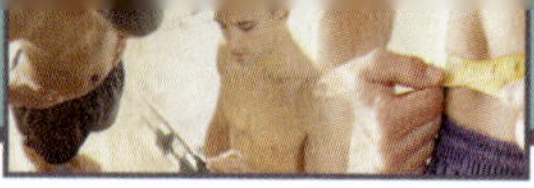

FRONT-SQUAT

■ **Zielbereich:** Gesamter Unterkörper

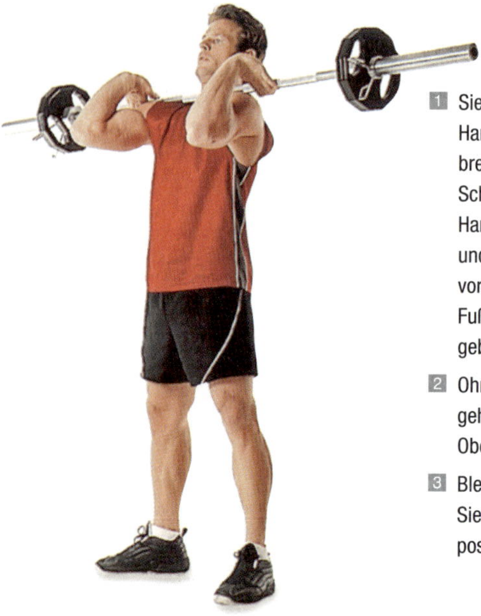

1. Sie greifen eine Langhantel im Obergriff – Handabstand etwas größer als Schulterbreite – und halten sie kurz über Ihren Schultern vor dem Körper. Lassen Sie die Hantel nach hinten auf Ihre Finger rollen und drehen Sie Ihre Oberarme dabei nach vorn, sodass sie parallel zu Boden stehen; Fußabstand in Schulterbreite, Knie leicht gebeugt. Halten Sie Ihren Rücken gerade.
2. Ohne die Position Ihrer Arme zu verändern, gehen Sie in die Hocke, bis Ihre Oberschenkel parallel zum Boden stehen.
3. Bleiben Sie kurz in der Haltung und drücken Sie sich dann wieder hoch in die Ausgangsposition.

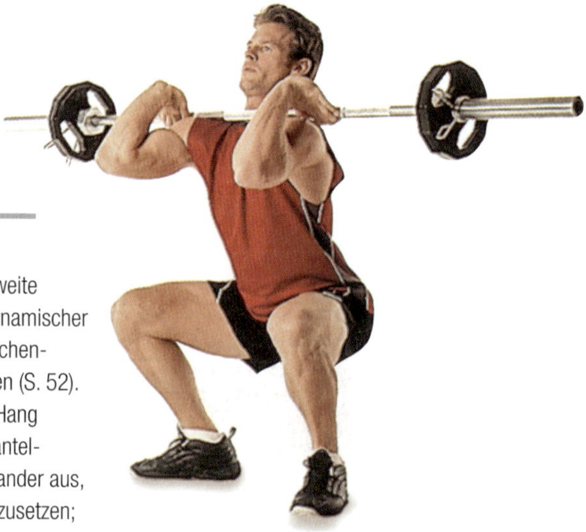

TRAINER-TIPP

Der Front-Squat ist die zweite Übung des Komplexes dynamischer Übungen für das Vier-Wochen-Programm zum Abnehmen (S. 52). Führen Sie Front-Squat, Hang Clean (S. 94) und Langhanteldrücken (S. 57) hintereinander aus, ohne die Hantel dabei abzusetzen; dies zählt als eine Wiederholung.

KURZHANTEL-STEP-UP

Zielbereich: Gesamter Unterkörper

1. Stellen Sie sich mit einem Paar Kurzhanteln vor eine Bank (oder einen Stepper) mit einer Höhe von 30 bis 40 Zentimetern.
2. Steigen Sie mit Ihrem rechten Fuß auf die Bank und drücken Sie sich mit Ihrer rechten Ferse hoch, um Ihren gesamten Körper auf die Bank zu heben. Steigen Sie dann zuerst mit Ihrem linken und anschließend mit Ihrem rechten Fuß von der Bank herab.
3. Beenden Sie den Satz mit Ihrem rechten Bein und wiederholen Sie ihn anschließend mit Ihrem linken Bein, wobei Sie mit dem linken Fuß aufsteigen und mit dem rechten Fuß absteigen.

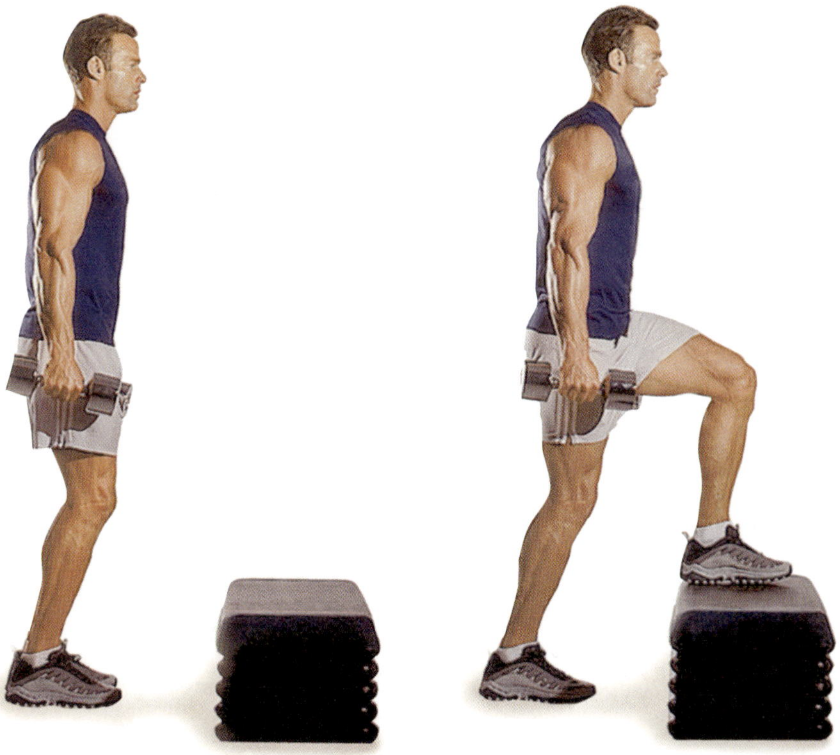

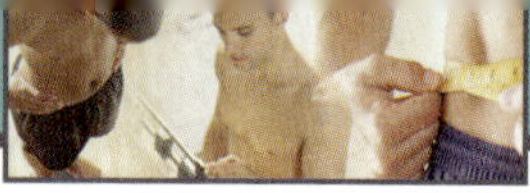

KURZHANTELSPRUNG

■ **Zielbereich:** Waden

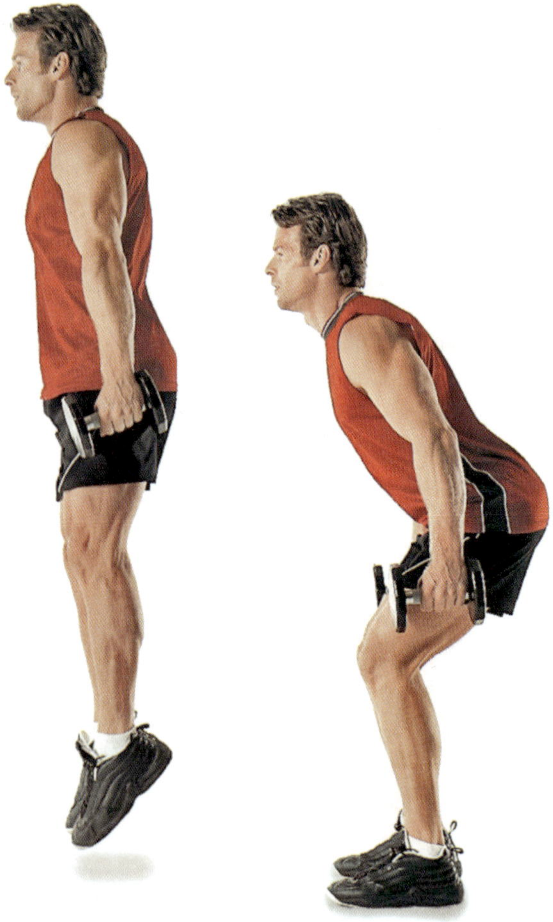

1. Halten Sie ein Paar Kurzhanteln seitlich neben Ihrem Körper; hüftbreiter Abstand zwischen Ihren Füßen.
2. Gehen Sie in die Hocke, sodass Ihre Knie um etwa 45 Grad angewinkelt sind, und springen Sie dann so hoch wie möglich. Richten Sie Ihre Zehen während des Sprungs gerade nach unten zum Boden.
3. Beugen Sie Ihre Knie bei der Landung um 45 Grad und springen Sie danach sofort noch einmal in die Höhe, wobei Ihre Zehen wieder zum Boden zeigen.

FARMERGANG AUF ZEHENSPITZEN

■ **Zielbereiche:** Waden, Greifmuskeln in Händen und Unterarmen

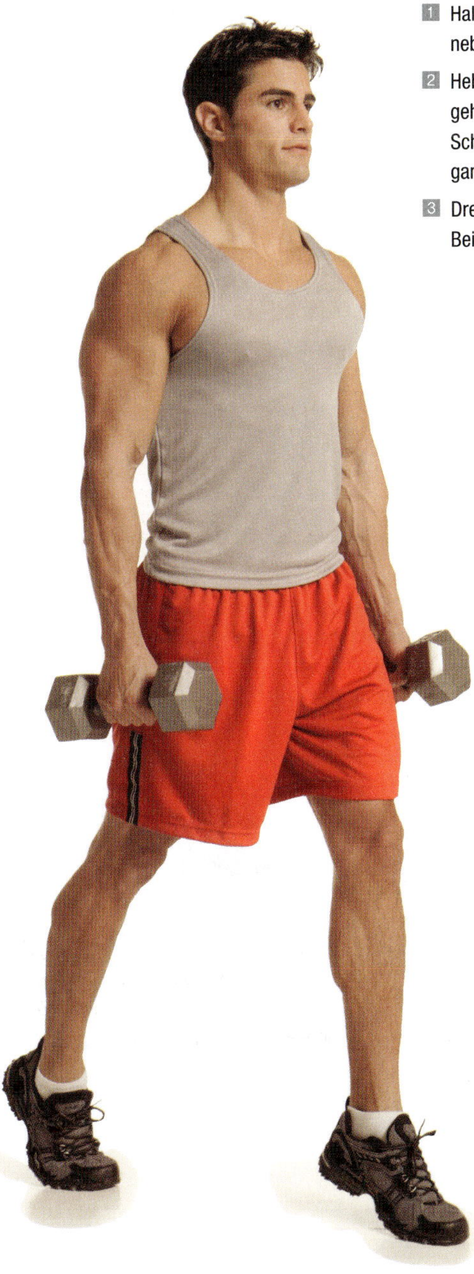

1. Halten Sie ein Paar Kurzhanteln seitlich neben Ihrem Körper.
2. Heben Sie sich auf die Zehenspitzen und gehen Sie mit jedem Bein jeweils zehn Schritte nach vorne; bleiben Sie dabei die ganze Zeit auf den Zehenspitzen.
3. Drehen Sie sich um und gehen Sie mit jedem Bein zehn Schritte zurück.

GOOD MORNING

■ **Zielbereiche:** Hintere Oberschenkelmuskulatur, Gesäßmuskeln, unterer Rückenbereich

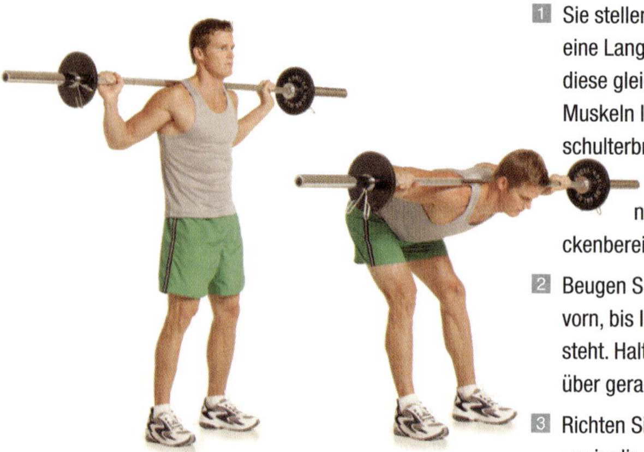

1 Sie stellen sich aufrecht hin und halten dabei eine Langhantel hinter Ihrem Nacken, sodass diese gleichmäßig auf Ihren Schultern und den Muskeln Ihres oberen Rückenbereichs aufliegt; schulterbreiter Abstand zwischen den Füßen, Knie leicht gebeugt. Ihre Augen sind nach vorn gerichtet, und Ihr unterer Rückenbereich behält seine natürliche Wölbung.

2 Beugen Sie sich langsam in den Hüften nach vorn, bis Ihr Oberkörper parallel zum Boden steht. Halten Sie Ihren Rücken die ganze Zeit über gerade.

3 Richten Sie Ihren Oberkörper dann wieder auf, um in die Ausgangsposition zurückzukehren.

HANG CLEAN

■ **Zielbereiche:** Hintere Oberschenkelmuskulatur, Gesäßmuskeln, unterer Rückenbereich, Trapezmuskeln

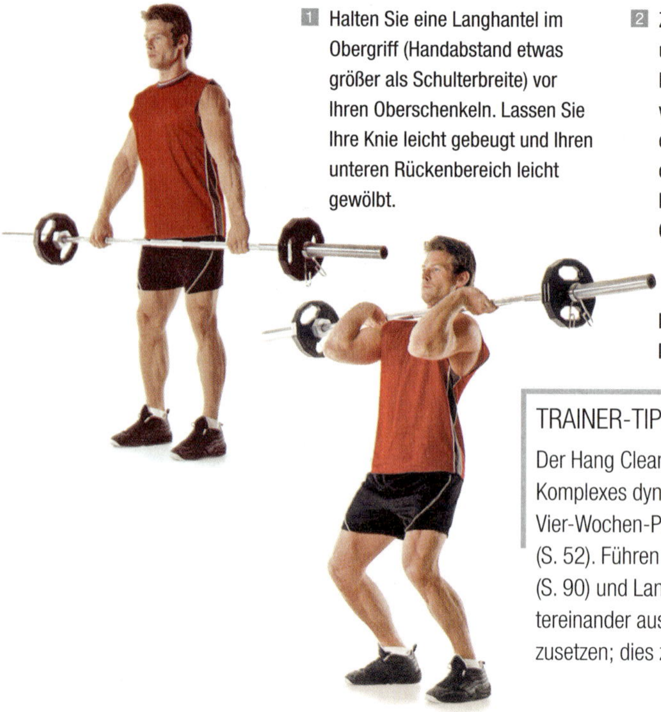

1 Halten Sie eine Langhantel im Obergriff (Handabstand etwas größer als Schulterbreite) vor Ihren Oberschenkeln. Lassen Sie Ihre Knie leicht gebeugt und Ihren unteren Rückenbereich leicht gewölbt.

2 Ziehen Sie Ihre Schultern hoch und führen Sie die Hantel dann so kräftig wie möglich nach oben, wobei Sie sich gleichzeitig auf die Zehenspitzen heben. Wenn die Hantel sich auf Höhe Ihrer Brust befindet, drehen Sie Ihre Oberarme unter die Hantel und winkeln Ihre Handgelenke an, damit sie unter der Hantel liegen, wenn Sie die Hantel vor Ihren Schultern «auffangen».

TRAINER-TIPP

Der Hang Clean ist die erste Übung des Komplexes dynamischer Übungen für das Vier-Wochen-Programm zum Abnehmen (S. 52). Führen Sie Hang Clean, Front-Squat (S. 90) und Langhanteldrücken (S. 57) hintereinander aus, ohne die Hantel dabei abzusetzen; dies zählt als eine Wiederholung.

Register

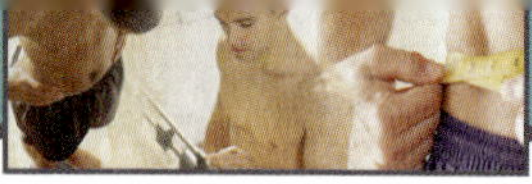